○×問題でマスター薬理学

第3版

執筆　山本 浩一
監修　大和谷 厚

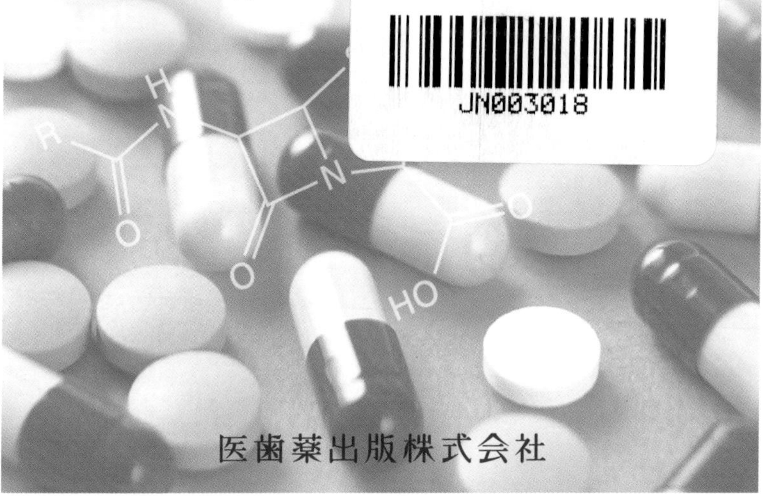

医歯薬出版株式会社

執筆

森ノ宮医療大学医療技術学部
診療放射線学科教授　山本　浩一

監修

大阪大学名誉教授
大和谷　厚

第3版の発刊に寄せて

第2版の発刊から7年近く経過しました．薬物治療技術はめざましい発展を遂げ，抗悪性腫瘍薬・糖尿病治療薬・下剤・感染症治療薬・脂質異常症の治療では第2版発刊時には当然と考えられていた認識が，劇的に変化するパラダイムシフトが起こりました．今回，第3版の発刊において，第2版の問題を全て見直し，全面的に改訂を行うことに致しました．

当初，医学，薬学，看護学を専攻する学生の基礎知識を整理するための参考書として第一版の企画がなされましたが，その際実際に服薬指導をされている方の知識確認のためにも利用していただけるようにするため，問題が平易になりすぎないよう配慮しました．この第1版に掲げた方針を堅持して今回も改訂作業を致しました．本書をきっかけに，薬理学への関心を深めていただければ幸いです．

今回も山本浩一が執筆し，大和谷厚が監修することで改訂作業を進めました．この第3版の作成にあたりまして，惜しみない協力をいただきました医歯薬出版株式会社の皆様に心から感謝の意を表します．

令和5年11月

山本　浩一

第2版の発刊に寄せて

本書の第一版を発刊してから，12年以上が経過しました．その間，特に悪性腫瘍治療の分子標的治療や糖尿病，高血圧症，脂質異常症などの生活習慣病の治療には，今までの薬物とは作用機構の異なる新薬があいついで開発され臨床に導入されました．今回，これらの進歩を取り入れ，第1版の全ての設問を見直し，最新の薬物治療に対応した薬理学問題集に全面的に改訂しました．

改訂にあたっても，第1版のときに掲げた「薬理学全体を幅広い知識をベースに把握できること，重要な薬物と用語を網羅すること，そして，実際の服薬指導の場面を念頭にした構成をとること」の方針を堅持し，薬理学の知識整理や知識確認に役立つように配慮しました．医療系の学生のみならず，現場の医療職者の方にも利用いただければ望外の喜びです．

第1版の執筆は，研究室の石塚智子，橋本剛，安原恭子，山本亮子の協力のもとに，山本浩一と大和谷で編集しましたが，第2版は，山本浩一が執筆し，大和谷が監修するかたちで改訂しました．第2版発刊にあたって，第1版執筆に協力してくれた4名のスタッフにあらためて謝意を表します．また，編集部の近藤信幸さんの辛抱強いサポートと，原稿に対する的確なご意見に助けられ改訂することができました．心より御礼申し上げます．

平成29年1月

山本　浩一
大和谷　厚

序

薬理学は難しいと考えている学生が多いようです．しかし，臨床で働くようになってから，もっと薬理学を勉強しておけば良かったと切実に思うという話も卒業生からよく聞きます．薬理学の難しさは，解剖学，生理学，生化学，病理学などの基礎医学の知識と，臨床医学の知識が薬の作用を理解するために必要なことと，たくさんの薬の名前を覚えなければならないことにあるように思います．

そこで，この本ではＱ＆Ａの形で，薬理学全体を幅広い知識をベースに把握できることと，必要な薬物名と用語名を網羅し，自然に記憶できることを目指し，看護師教育のカリキュラムと看護師国家試験の問題をベースにし，実際の服薬指導の場面を念頭に構成しました．さらに，医学部，歯学部，薬学部の学生の知識整理にも，臨床現場で働いておられる現役の医療職者の方の知識確認にも十分利用できるように配慮しました．

本書が国家試験の準備だけでなく，薬理学が好きになるきっかけになり，医療職者が医療現場で，それぞれの立場から適切な薬物療法の確立に寄与できることに少しでも役立てば望外の喜びです．

最後に，この本は医歯薬出版の竹内大さんとの長年の個人的なおつきあいの延長上で企画ができあがり，研究室のスタッフの協力のおかげでそれを実現することができました．深く謝意を表します．

平成16年2月

大和谷　厚

本書の特徴と使い方

設問は○×で解答でき，平均5問で各領域の知識を整理できるようにしました．また，設問でのポイントはアンダーラインで示しました．解答には設問に関係する解説を記載し，重要な言葉を赤字で示しました．したがって，添付の赤色下敷きを用いると，解説の部分は穴あき問題となります．

設問と解答の解説以外に **参照事項** として，少し踏み込んだ事項をコラムとして示しました．気楽に読んでください．**重要なくすり** に，これくらいは記憶してほしい実際に臨床で使われている重要な薬物を記載しました．また，（　　）内に代表的な商品名を示しました．

本書を活用して，薬理学が身近なものとなることを願います．

問題の解説の例：88 頁参照

●5　β遮断薬は末梢動脈を拡張させて血圧を低下させる．
□
□

⑤　β遮断薬は末梢血管をむしろ収縮させる．降圧機序は十分解明されていないが，心筋収縮の抑制，レニン分泌の抑制，中枢血圧調節機構への作用などが関係していると考えられている．喘息，心不全，末梢循環不全，糖尿病などの合併症をもつ症例に使用するときは副作用に十分注意する必要がある．

×

参照事項　β遮断薬の副作用 ☞ 89頁参照

重要なくすり　**β遮断薬**：アテノロール（テノーミン），プロプラノロール（インデラル），ベタキソロール（ケルロング），ピンドロール（カルビスケン），カルテオロール（ミケラン）

参照事項の例：89 頁参照

参照事項

■ β遮断薬の副作用

β遮断薬は循環器疾患に広く使用されていますが，使用にあたっては下記の有害作用が現れることを念頭におき，特に患者さんの合併症に注意します．

(1) 心不全の悪化
(2) 喘息の悪化
(3) レイノー症状，閉塞性動脈疾患の悪化
(4) 糖尿病での血糖降下薬による低血糖の遷延
(5) 中枢性副作用（鎮静，抑うつ，疲労感，頭痛，幻覚，不眠症，人格変化など）
(6) 急激に使用中止した際のdiscontinuation syndrome（狭心症の悪化，急性心筋梗塞）

もくじ

第6章　主な治療薬とその特徴

第1章　薬物と薬剤

問　題　　　解説と解答

1. 薬の種類

●1　医薬品とは，疾病の診断，治療または予防に使用されることが目的とされる物で，機械器具，歯科材料，医療用品および衛生用品並びにプログラム及びこれを記録した記録媒体でないものである．

□
□

① わが国では医薬品は，医薬品医療機器等法の第二条に規定されている．日本薬局方に収載されている標準的な医薬品とそれ以外のものとに分けられる．

参照事項　くすり ☞ 3頁参照
医薬品医療機器等法 ☞ 3頁参照

○

●2　医薬品はもっぱら疾病の治療に使用されるものである．

□
□

② 医薬品医療機器等法において，医薬品とは人または動物の疾病の診断，治療または予防に使用されることが目的とされている．このため，ワクチンなど症状が出ていない健常者に対して用いられる物も医薬品として扱われる．

×

問　題	解説と解答
●3　毒薬は白地に赤枠，赤字で薬品名および毒の文字が表記されている． □ □	③ 作用がきわめて強力な毒薬は黒地に白枠，白字で薬品名と(毒)の文字を表記する．有害作用が発現しやすい劇薬は白地に赤枠，赤字で薬品名および(劇)の文字を表記する．毒薬および劇薬は医薬品医療機器等法で規定されている．

参照事項　くすりのラベル ☞ 3頁参照

×

問　題	解説と解答
●4　麻薬は医薬品医療機器等法によって規制を受ける． □ □	④ 麻薬は「医薬品医療機器等法」ではなく，「麻薬及び向精神薬取締法」で指定され，使用はもちろん所持も厳しく規制されている．麻薬を施用する医師・歯科医師および管理する薬剤師は，麻薬取扱者免許が必要である．また，覚醒剤は「覚醒剤取締法」により規制されている．

×

問　題	解説と解答
●5　薬局などで販売し，処方箋なしに入手できる薬物を一般用医薬品といい，医師・歯科医師により，または医師・歯科医師の発行した処方箋により使用する医薬品を医療用医薬品という． □ □	⑤ 一般用医薬品は薬局でカウンター越しに販売されることからOTC (over the counter) 薬とも呼ばれ，処方箋なしに入手でき自らの判断で使用する．一般に，作用の緩和な医薬品，あるいは，医療用医薬品の含有量や濃度を低くしたものなどが用いられる．一般用医薬品も医療用医薬品もその輸入及び製造は医薬品医療機器等法で規制されている．

参照事項　OTC医薬品 ☞ 54頁参照

○

参照事項

■くすり

薬物とは生体と相互作用する化学物質，つまり，生体に何らかの作用をもつ化学物質の総称です．一般に人体に対して好ましい影響を与える化学物質を「薬物」，反対に人体に対して害を与えるものを「毒物」といいますが，医薬品には必ず副作用があり，「くすりはさじ加減」で毒にもなります．薬物の好ましい面と，有害な面をよく理解し，論理的で安全な薬物療法を目指しましょう．

■医薬品医療機器等法

「近年開発が進む新規医療機器に係る安全対策の強化，再生医療に関わる製品の安全対策や迅速な実用化への対応が必要との観点から，2014年11月25日にこれまで「薬事法」として医薬品，医薬部外品，化粧品，医療機器の品質や有効性のほか，安全性の確保のために必要な規制を行っていた法律を改正し，法律名を「医薬品，医療機器等の品質，有効性及び安全性の確保等に関する法律」と改めることになりました．非常に長い法律名のため，「医薬品医療機器等法」や「薬機法」と略されます．

■くすりのラベル

ラベルを見ればくすりの毒性が分かります．

毒　薬	黒地に白枠，白字で薬物名を表示し(毒)マークを付ける 50%致死量(LD_{50})がおよそ30 mg/kg以下の，毒性の強い薬
劇　薬	白地に赤枠，赤字で薬物名を表示し(劇)マークを付ける LD_{50}がおよそ300 mg/kg以下の，毒薬よりは毒性の弱い薬
普通薬	白地に黒字で薬物名を表示 LD_{50}がおよそ300 mg/kg以上の，比較的安全な薬
麻　薬	(麻)マークを付ける
向精神薬	(向)マークを付ける

(毒)ドクヤク	(劇)ゲキヤク	フツウヤク
毒薬のラベル	劇薬のラベル	普通薬のラベル

問　題 ／ 解説と解答

●6　主成分が同一の医薬品は同じ名前で市販されている.
□
□

⑥ 同じ主成分の医薬品であったとしても，製造・販売する薬品会社が異なる場合や剤形などが異なれば，商品名が異なることがある．なお，先発メーカーの薬剤の特許が切れた後，後発メーカーが同じ成分の医薬品を違う商品名で販売する場合がある．このような薬物をジェネリック医薬品という．

×

参照事項　ジェネリック医薬品の販売名 ☞ 5頁参照

2. 処方箋と剤形

●1　患者への処方箋は医師，歯科医師のみが発行できる.
□
□

① 処方箋とは，医療用医薬品の調製法および投与法について記載したもので，患者へは医師，歯科医師のみが発行できる．薬剤師は処方箋に基づいて調剤する．動物用医薬品の処方箋は獣医師が発行する．

○

●2　処方箋の記載事項に患者の病名は必要である.
□
□

② 処方箋に記載しなければならない事項は医師法施行規則で規定されており，その項目として病名は含まれていない．

×

参照事項　処方箋記載事項 ☞ 5頁参照

問　題	解説と解答
●3　処方箋に従って薬を調合する調剤は看護師の業務に含まれる． □ □	③ 調剤は薬剤師の業務（業務独占）であるため，看護師は行うことができない．しかし，患者状況を把握している看護師は，調剤量や単位，濃度に間違いがないか，患者が用法・用量を間違えていないかなど，医師や薬剤師と連携して患者の側に立って薬物療法が成功するように努力したいものである．

参照事項　調剤での注意事項 ☞ 6頁参照
単位と濃度，投与量 ☞ 6頁参照

×

参照事項

■ジェネリック医薬品の販売名

ジェネリック医薬品を販売する場合，商品名が多数あって取り違えによる医療事故が起きかねません．そこで2005年より，厚生労働省はジェネリック医薬品の販売名を，『有効成分の一般名＋剤形＋含量＋「会社名」』とする通知を出しています．

『○○錠100mg「△△」』とあれば，△△との社名の製薬メーカーが製造した○○との主成分を100mg含む錠剤であることが分かります．

■処方箋記載事項

処方箋記載事項は医師法施行規則第21条で以下のように規定されています．

(1) 患者氏名・年齢（通常，生年月日と性別も記載する）
(2) 薬名（通常，商品名に剤形と規格単位を併記する）
(3) 分量（内服薬の場合1日量で示す．成分量か製剤量かに注意する）
(4) 用法（服薬時間や方法，外用薬なら使用部位）と用量（投与日数）
(5) 発行年月日および使用期間（通常は交付日を含めて4日間）
(6) 病院もしくは診療所の名称および所在地，または医師の住所
(7) 処方した医師の記名押印または署名

参照事項

■調剤での注意事項

(1) よく似た薬品を間違えない（似たラベル，似た名前に注意）
(2) 患者さんを間違えない（同姓同名に注意）
(3) 処方量を間違えない（単位，濃度と含量に注意）
(4) 投与法と服薬時間の指示を間違えない
(5) 保存法と有効期限に注意する

■単位と濃度，投与量

医薬品の表示では主成分の量を表すために「μg」や「mg」の他，インスリンやインターフェロンなどで「単位」の表示が使われています．『○○錠 100mg「△△」』と表示があれば，1錠あたり100mgの○○という主成分が含まれることを表しています．

一方，液体の注射剤では○mg/mLや○単位/mLと表示されます．インスリン溶液では，全ての製剤で溶液1mLあたり100単位と濃度が統一されています．単位で扱う薬剤は他に，ヘパリンやインターフェロン，血液製剤があり，それぞれによって単位の基準が異なるので，注意が必要です．

ところで，「インスリン10単位を投与するように」と指示があれば，この製剤バイアルから0.1mLを分注・希釈するなどして投与すれば良いのですが，うっかりと10単位 ＝ 10mLと思い込んでしまって投与すると，実際には1000単位のインスリンを投与することになります．冷静に考えれば簡単な単位や濃度の計算も，慌ただしい現場だと計算ミスをしてしまい，取り返しの付かない状況にもなりかねません．

投与量では①mg/kg，②mg/kg/minなどで表されます．①は患者の体重1kgあたりに換算した主成分必要量，②は1分間当たりに患者の体重1kgあたりに換算した主成分必要量です．②は主に点滴で投与する場合に使われます．なお，mg/m^2との表示もあり，これは患者の体表単位面積あたりの投与量をしめしており，とくに抗悪性腫瘍薬で使われます．体表面積はDuBois（デュボア）の式が最も使われており，日本人における平均体表面積は男性：$1.69m^2$，女性：$1.51m^2$と言われています．

デュボアの式 ＝ 身長$^{0.725}$×体重$^{0.425}$×0.007184

問　題

解説と解答

●4　麻薬の調剤については麻薬処方箋を使用する．
□
□

④　麻薬処方箋は一般の処方箋と区別して整理・保管しなければならない．また麻薬の薬局からの払出量と患者さんへの使用量が一致するように厳重に管理する．取扱いは麻薬取扱者免許を持った医師・歯科医師・薬剤師が担当しなければならない．

○

●5　剤形には固形剤と液体剤があり，前者は経口投与に，後者は非経口投与に用いる．
□
□

⑤　固形剤のうち錠剤，カプセル剤などは主に経口投与に用いるが，坐剤や軟膏剤などは非経口剤形である．また，液体剤のうちシロップ剤や懸濁剤は経口投与に用いる．

×

●6　同じ主成分の薬でも剤形により使用方法が異なる．
□
□

⑥　同じ注射薬でも筋注用と静注用とでは製剤が異なることがある．投与法に応じて剤形が工夫されているので，使用方法はよく確認する必要がある．

○

第2章　薬物に対する生体の反応

問　題	解説と解答

1. 用法・用量

●1 □□ ED_{50}とは投与を受けた患者（または動物）の半数が死亡する薬用量である.

① ED_{50}（effective dose 50％，50％有効量）とは投与を受けた患者（または動物）の50％に対して有効な効果が現れる場合の薬用量のことである．死亡率が50％に相当する薬用量はLD_{50}（lethal dose 50％，50％致死量）である．

参照事項　薬用量 ☞ 9頁参照　×

参照事項

■薬用量

治療量や致死量など，各用量の関係は下図の通りです.

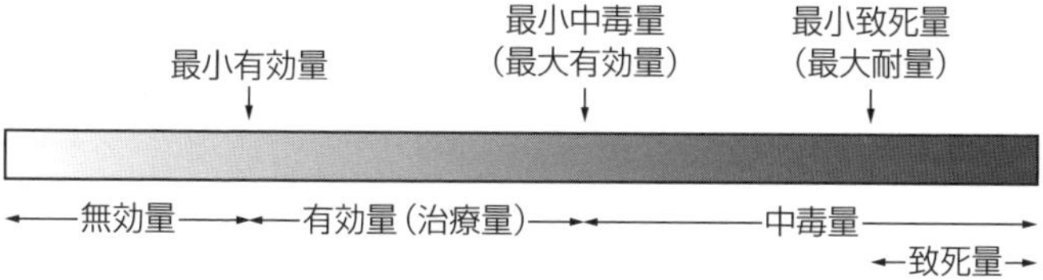

問　題	解説と解答
●2　薬物のLD_{50}のED_{50}に対する比(LD_{50}/ED_{50})を治療係数(安全域)といい，この値が大きい方が安全な薬物である． □ □	② 治療係数の値が大きいほど最小有効量と最小中毒量の間が広いことがいえるため，安全な薬物といえる．逆にLD_{50}とED_{50}の値に差の少ない(すなわち，治療係数が1に近い)薬物は副作用が発現しやすいことがいえるため，投与に当たっては細心の注意を払い，場合によっては薬物血中濃度の測定を行って投与量を調整する． ○
●3　小児の薬用量は成人の薬用量を基準に身長によって決める． □ □	③ 小児の薬用量は年齢，体重や体表面積などを考慮して決める．各年齢の薬用量を大まかに示したものにハルナックの表，簡易な計算式にヤングの式，アウグスバーガーの式などがある． ×

参照事項　小児薬用量 ☞ 225頁参照

問　題	解説と解答
●4　経口投与(内服)は簡便でかつ安全な投与法であり，すべての薬物に応用できる． □ □	④ 薬物には消化管からは吸収されないもの，あるいは，吸収されても肝臓ですぐに代謝されるものがあり，これらの薬物は経口投与では効果が現れない．すべての薬物が経口投与できるわけではない． ×
●5　筋肉内注射は非水溶性注射液に用いることができる． □ □	⑤ 筋肉内は血管が豊富であるため，水に不溶性の物質を含む油性や懸濁性の薬液でも注射可能である．ただし，注射部位を間違えると神経を損傷したり，薬物によっては筋萎縮症を生じたりするので，特に小児への筋肉内注射は可能であれば避けるべきである． ○

問　題　　　解説と解答

2. 薬物受容体

●1　薬物の標的となる生体内の分子は，受容体のみである．
□
□

① 薬物は細胞膜上あるいは細胞内に存在する分子構造物（多くは蛋白質）と結合することでその作用を発揮する．その標的分子構造物は受容体のほか，イオンチャネル，トランスポータ（輸送体），酵素，遺伝子などが挙げられる．

×

●2　受容体は特定の生理活性物質（情報伝達物質など）が結合して細胞に特定の生体反応を引き起こす．
□
□

② 受容体は，生理活性物質が結合して特定の生体反応を引き起こす，細胞膜上あるいは細胞内に存在する蛋白質である．受容体に結合し，本来の生物作用を引き起こす薬を作動薬（アゴニスト），結合はするが反応を起こさず，生体内の本来の結合物質の結合を邪魔する薬物を遮断薬（アンタゴニスト）または拮抗薬やブロッカーという．

参照事項　作動薬・遮断薬・逆作動薬 ☞ 12頁参照

○

●3　生体内情報伝達物質が特異的に結合する受容体蛋白は，それぞれ1種類しか存在しない．
□
□

③ 情報伝達物質が結合する受容体には，サブクラスやサブタイプなど複数の蛋白が存在し，異なった組織分布を示す．また，結合したときに起こる生物反応も異なる．たとえば，ノルアドレナリンのα受容体とβ受容体，アセチルコリンのムスカリン受容体とニコチン受容体，ヒスタミンのH_1受容体とH_2受容体がその代表である．

×

問　題　　解説と解答

参照事項

■作動薬・遮断薬・逆作動薬

作動薬：受容体と結合し，生体物質と同様の機構を介して受容体の反応を促進させる薬物（受容体機能を正の方向に作動させる）

完全作動薬：生体物質と同様に完全な反応を示すもの

部分作動薬：部分的にしか反応を示さないもの

遮断薬：受容体と結合するが，受容体に対して何ら反応を示さない薬物また結合することで，本来結合するはずの生体物質や作動薬の結合を邪魔をして反応を示さないようにするための薬物（受容体機能を0にする）

逆作動薬：受容体と結合し，受容体の反応を本来とは逆向きに促進させる薬物（受容体機能を負の方向に作動させる）

●4　細胞膜上に存在する受容体に生体内情報伝達物質が結合すると，そのシグナルが細胞内に伝えられ，細胞内情報伝達系が稼働する。
□
□

④ 細胞膜上の受容体に情報伝達物質が結合したときに，引き続き細胞内で起こる反応が細胞内情報伝達系であり，細胞内サイクリックAMP（cAMP）やサイクリックGMP（cGMP）の増減，ナトリウムイオンの流入，カルシウムイオン濃度の変化などがあり，この変化により，細胞内の機能性蛋白質の活性が変化し，特定の生物反応が現れる．しかし，薬物の物理化学的性質によって非特異的な作用も生じる場合がある．

○

参照事項　薬物の非特異的作用の例 ☞ 14頁参照

問　題	解説と解答
●5　疾患の治療に用いる医薬品はすべて受容体の働きを遮断するものである.	⑤ 特異的作用により奏効する医薬品には，受容体を遮断するもの，また逆に受容体を活性化するものもある．さらに，特定の酵素活性を阻害するものや活性化するもの，イオンチャンネルやトランスポータの機能に変化を与えるものなどもある．

×

3. 主作用と副作用

問　題	解説と解答
●1　薬の主作用とは常用量を用いたときの反応で，治療上必要な作用である.	① 薬物を常用量用いたときに現れる作用で，治療上必要な作用を主作用といい，治療上不必要な作用を副作用という．副作用のうち，有害で意図しない作用を有害反応，それ以外の反応を副反応というが，一般には，有害で意図しない作用をすべて副作用と呼ぶことが多い．

○

参照事項　主作用と副作用 ☞ 14 頁参照

問　題	解説と解答
●2　ある薬物の副作用が対象とする疾患によっては主作用となることがある.	② ジフェンヒドラミン（第1世代ヒスタミン受容体遮断薬＝第1世代抗ヒスタミン薬）はくしゃみや鼻水，乗り物酔い（動揺病）を抑制するとともに強い鎮静作用（眠気）を有する．鼻炎や動揺病の治療として眠気は副作用となりうる．しかし，入眠障害のある患者にこの薬を処方して眠ることができれば，副作用と考えられていた眠気が主作用となる．このように薬の主作用は対象とする疾患（症状）によって変わるものである．

○

参照事項

■薬物の非特異的作用の例

非特異的作用は薬物の物理化学的性質によって現れる作用です．

物理化学的性質	薬物としての応用例
浸透圧	塩類下剤，浸透圧利尿薬，血漿代用薬
酸と塩基	制酸薬，イオン交換樹脂，電解質輸液，プロタミン
酸化と還元	消毒薬，メチレンブルー（メトヘモグロビン症治療），亜硝酸ナトリウム（CO 中毒治療）
錯体形成	重金属治療薬（BAL，EDTA，D-ペニシラミン）
蛋白変性	消毒薬，収斂薬
吸　着	止痢薬，解毒薬（活性炭）
界面活性	消毒薬，下剤

■主作用と副作用

下図に示すように，常用量を用いたときに起こる反応で，治療上必要な作用を主作用，治療上不必要な作用を副作用といいます．治療目的によって，主作用と副作用が入れ替わることもあります．したがって，すべての副作用が有害ではなく，有害な副作用を有害反応，単に意図しない副作用を副反応といいます．しかし，一般的には有害な作用を意味して副作用という用語を使ことが多いです．

なお，ワクチン接種後において，ワクチン接種との因果関係が証明された有害事象のことを「副反応」と呼ぶので，混同しないように注意が必要です．

薬物作用の分類

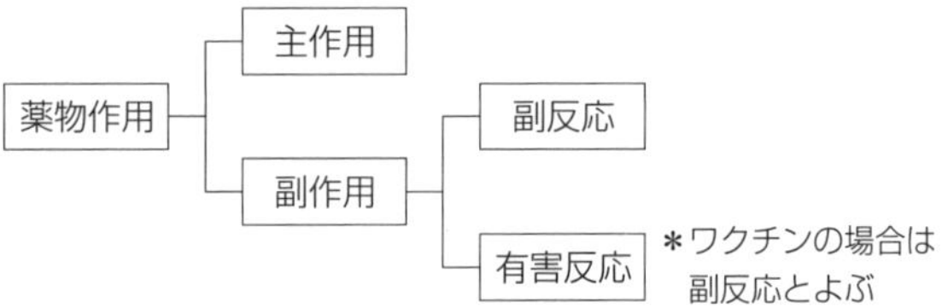

問　題	解説と解答
3　副作用のある薬物を処方してはならない. □□	③ 程度の差はあるが，薬物は必ず副作用をもっており，副作用のない薬物は存在しない．副作用発現が避けられないときには，併用薬を用いるなどして副作用を軽減する努力が必要である．また，どのような副作用がどのような頻度で出現するか，副作用が出たときにはどのように対応するかについての知識をもち，患者さんに説明することも重要である．　×
4　有害作用は必ず予見することができる. □□	④ 用量依存性の有害作用は薬理作用の延長上で考えられるので予見が可能であるが，アレルギーや遺伝的背景に伴う用量非依存性の有害作用は予見できないことが多い．　×

第3章　薬物の体内動態

問　題　　　解説と解答

1．吸収

●1　内服した薬が腸管内で吸収されずそのまま排泄されることを初回通過効果という．
□
□

① 経口投与された薬は腸管粘膜から吸収され，門脈から肝臓を経由して心臓へ送られ，全身に分布する．この過程，特に肝臓を最初に通過するときに代謝されて，全身に分布する薬物が量的に減少することを初回通過効果という．ニトログリセリンやリドカインなど，初回通過効果の大きい薬物は経口投与しても全身循環に到達せず，作用を十分現さない．

参照事項　薬の生体内運命 ☞ 18頁参照

×

●2　生体利用率が大きいほど吸収がよい薬物だとみなしてよい．
□
□

② 生体利用率（バイオアベイラビリティ）とは，経口投与した薬物がどの程度吸収されるかを表す数値であり，薬剤の形状（剤形）や食事・併用薬の影響，消化管吸収や初回通過効果に依存する．通常，同じ量の薬物の経口投与後と静脈内注射後の血中濃度推移曲線を比較して計算する．

○

参照事項

■薬の生体内運命

経口投与された薬物は吸収（Absorption）され，全身組織に分布（Distribution）し，代謝（Metabolism）を受け，体外に排泄（Excretion）されます．この過程の頭文字をとったADMEが薬の生体内運命を表しています．

くすりの生体内運命

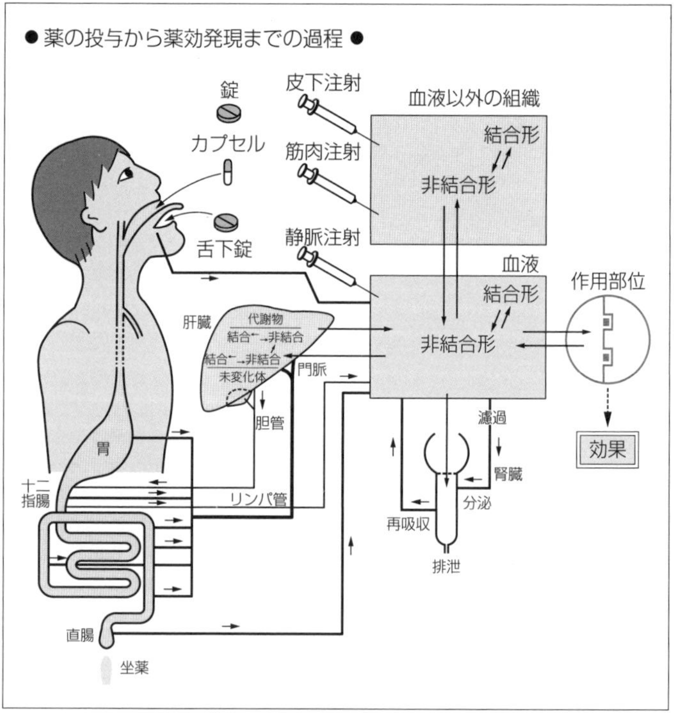

問　題	解説と解答
●3　苦みのある薬物はジュースを用いて，味をごまかして服薬させる．□□	③ 内服薬を服用する場合は苦みがあっても，水または白湯を用いることが原則である．口腔内崩壊錠やチュアブル錠，バッカル錠以外の剤形の内服薬を水なしで飲むと，薬物が食道粘膜や胃粘膜に付着して粘膜に傷害を与え，潰瘍を作ることがある．グレープフルーツなどの柑橘類果汁には，薬物代謝酵素を阻害して薬物の血中濃度を高める作用がある成分を含むものもあるため使用しない．

参照事項　柑橘類に含まれるフラボノイド ☞ 19頁参照

×

参照事項

■柑橘類に含まれるフラボノイド

消化管内の薬物代謝酵素（CYP3A4）はグレープフルーツに含まれるフラノクマリン類と呼ばれるフラボノイド成分で活性が抑制されます．グレープフルーツ（ジュースを含む）の摂取によって，薬物血中濃度が高まり思わぬ有害作用を現すことがあります．薬の注意書きに「この薬の服用中はグレープフルーツジュースを飲んではいけません」と記載があるのもこのためです．グレープフルーツだけでなく，夏ミカン，ブンタン，スウィーティー，ハッサク，キンカン，ライムなどの柑橘類や，セロリやミツバ，イチジク，ザクロにも含まれます．

柑橘類の場合，果実よりも皮の方が含有量は多いため，果皮を使用したジャム（マーマレード）にも注意をした方が良いでしょう．

一方，同じ柑橘類でも，オレンジ，レモン，カボス，イヨカン，ユズ，温州ミカンは含有量が少ない（またはない）ので，影響が小さいと言われていますが，注意は必要です．

問　題　／　解説と解答

●4　薬物の消化管への吸収は濃度勾配（濃度格差）のみで行われる.

□
□

④ 消化管粘膜から血管への移行は①受動拡散と②能動拡散がある．前者はエネルギーを使わず濃度勾配のみで行われるが，後者はトランスポータを使って特異的に濃度勾配に逆らって行うことができる．多くの薬物は受動拡散によって移行するが，脂溶性の低い物質などは能動拡散で移行することがある.

×

2. 分布

●1　血漿蛋白と結合しない遊離型の薬物が組織へ移行する.

□
□

① 薬物がアルブミンなどの血漿蛋白と結合すると組織にはほとんど移行しなくなるため，薬効を示さなくなる．薬は血漿蛋白と結合や乖離を繰り返しながら存在するが，その反応は一様ではなく，薬物によって異なる．血漿蛋白が減少すると，蛋白に結合できない遊離型の薬物が増加し，これらが組織に移行することで有害作用を示すことがある.

○

●2　脳を化学物質の曝露から保護するため，脳血管は薬物が通過しにくい構造をしている.

□
□

② 脳の毛細血管には血液脳関門が存在し，脳内に不必要あるいは有害な物質の通過を極力抑え，通過した薬物を排出する構造・仕組みがある．薬物が脳内で作用するためには，トランスポータによる取込みなど血液脳関門を通過できる物理化学的性質をもつ必要がある.

○

問　題　　解説と解答

3. 代謝

●1　薬物は最終的に水に溶けにくい物質に代謝される.
□
□

① 薬物の主要な排泄経路は腎臓であり，一般に代謝により薬物を水溶性物質に変化させて，尿に溶かして排泄することが多い.

×

●2　薬物は体内で代謝されると薬理活性を失う.
□
□

② 薬物によっては，体内で代謝を受けてはじめて薬理活性を現すものがある.このような薬物をプロドラッグという.

×

●3　肝臓の薬物代謝酵素系には遺伝的な個人差があるため，代謝速度は個人によって異なる.
□
□

③ 肝細胞に存在する薬物代謝酵素チトクローム P450 (CYP) と呼ばれる一連の酵素が薬物代謝を行っており，これには遺伝的に規定された個体差が多く存在する．たとえば，アルコールの代謝に差があるように，薬の代謝にも個人差がある．薬によっては，あらかじめ，この酵素の個人変異を調べて，投与量を調整する必要があるものもある.

○

4. 排泄

●1　薬物は全て腎臓から排泄される.
□
□

① 薬物の排泄経路は腎臓から尿としての経路が最も重要であるが，一部の薬物は糞便・胆汁・呼気・汗・母乳などからも排泄される.

×

問　題	解説と解答
●2　多くの薬物の排泄には腎臓が重要であるので，尿量にはたえず留意すべきである． □ □	② 腎機能に障害のある症例や腎機能が未発達な新生児・未熟児では，排泄が遅くなる薬物があり，有害作用を引き起こすこともあるので，尿量に加えてeGFR値を確認するなどの注意が必要である．

参照事項　GFR ☞ 22頁参照

○

問　題	解説と解答
●3　薬物の生体内での半減期は，肝臓での代謝速度で規定される． □ □	③ 薬物の生体内での半減期は，肝臓での代謝速度だけでなく，各組織への分布速度，肝や腎からの排泄速度，血漿蛋白との結合率などが関係する．したがって，肝疾患だけでなく，腎疾患や血液疾患により，薬物の半減期は変化する．

×

参照事項

■GFR

糸球体濾過量（glomerular filtration rate；GFR）は1分間当たりに腎臓にある全ての糸球体によって濾過される血漿量であり，腎臓においてどの程度の不要物（老廃物）を尿へと排泄できるかを示している指標となります．健康な人では，100 mL/min/1.73 m^{2}程度となりますが，60 mL/min/1.73 m^{2}より下回ると腎臓機能が低下していると診断されます．GFRを求めるには24時間蓄尿によって調べるクレアチニン・クリアランスによる方法がありますが，簡便化のため血液検査によって得られる血清クレアチニン値と性別・年齢から推算された推算糸球体ろ過量（eGFR）が用いられています．

問　題　　　解説と解答

5. 薬物血中濃度

1　一般に空腹時に薬物を投与すると，最高血中濃度が高くなり，最高血中濃度到達時間が短くなる．

① 投与した薬物の血中濃度を時間経過を追ってグラフにしたものを血中濃度曲線と呼ぶ．このグラフの最高点が最高血中濃度(Cmax)，その点に到達するまでの時間が最高血中濃度到達時間(Tmax)である．空腹時に投与すると，胃から薬物の吸収部位である小腸への移行が速やかで，Tmaxが短くなり，Cmaxが大きくなる．

○

参照事項　食後と食間投与による血中濃度曲線 ☞ 24頁参照

2　薬物血中濃度の測定は，最適投与量の決定に有効であるとともに患者さんの服薬アドヒアランスの確認にも使える．

② 薬物血中濃度測定(TDM：therapeutic drug monitoring)は，安全域の狭い薬物の投与や，肝疾患や腎疾患をもつ症例などへの投与時の最適投与量決定に用いられるほか，処方通り服薬しているかどうかの服薬アドヒアランスの確認にも有用である．

○

6. 薬物相互作用

1　インスリンとβ受容体遮断薬を併用すると低血糖状態が長く続いてしまう．

① 低血糖になると，交感神経活動が活性化され，β受容体を介して肝臓でのグリコーゲンの分解が促進され，生体はそれ以上の極端な低血糖状態になることを防止する．β受容体遮断薬によりこの機構が阻害された場合，インスリンによる低血糖状態が遷延することがある．このような薬物相互作用を薬力学的相互作用という．

○

問　題　　　解説と解答

参照事項

■食後と食間投与による血中濃度曲線

食後と食間の大きな違いは，胃内に食物があるかないかです．食事をすると食物はいったん胃にとどまり，ここで消化され徐々に小腸へと移動します．これには約2時間程度が必要です．多くの薬物は主に小腸から吸収されます．食後に飲んだ薬は食物と混ざり，徐々に吸収部位である小腸に移行するので，図の(A)の実線グラフのようなゆっくりとした，ピークのなだらかな血中濃度曲線を描く吸収のされ方をします．また，食物が存在するとジゴキシン(強心配糖体)やある種の抗生物質ではその吸収が妨害され，図(B)の実線グラフのように，血中濃度が十分上昇しない場合もあります．一方，食間の空腹時では，胃の中に入った薬物は直ちに小腸へ移行し，図(A)および(B)の破線のように速やかに吸収されます．一般に速やかに吸収させて十分な血中濃度を得たいときや，食物による吸収阻害を避けたいときには食間を，反対に，徐々に吸収させ効果を持続させるためには食後を選びます．また，食後に投与すると食物と混ざるため，薬が希釈されて消化管粘膜への刺激が軽減される利点もあります．食間の場合は，多めの水と一緒に飲むと消化管粘膜への刺激が軽減されます．

●2　抗凝固薬ワルファリンとH_2遮断薬シメチジンを併用するとワルファリンの代謝が促進される．
□
□

② シメチジンは肝臓の薬物代謝酵素を阻害するため，ワルファリンと併用するとワルファリンの代謝が抑制され，血中濃度の上昇や血中半減期の遷延が見られる．逆に，フェノバルビタールは代謝酵素を誘導するため，ワルファリン代謝が促進する．このような薬物相互作用を薬物動態学的相互作用という．

参照事項　薬物代謝酵素 ☞ 26頁参照　×

血中濃度推移曲線に与える食事の影響

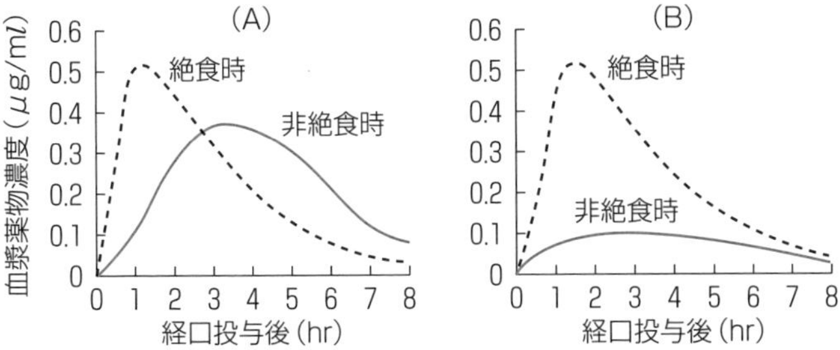

絶食時と非絶食時に投与された薬物の血中濃度推移モデル（加藤隆一：臨床薬物動態学，南江堂，1998 より）

(A)　薬の吸収が食物により妨害されないとき（全吸収量は同じ）
(B)　非絶食時（食後），食物の存在により薬の吸収が妨害されるとき．
　いずれの場合も，非絶食時で食物が胃に存在すれば，くすりの濃度がピークに達するまでの時間が長くかかり，そのピークの値は低くなる．

●3　強心配糖体（ジギタリス剤）で治療中のうっ血性心不全患者に，補助療法としてチアジド系利尿薬やループ利尿薬は安全に使用できる．
□
□

③　チアジド系利尿薬やループ利尿薬で血中カリウム濃度が低下すると強心配糖体の有害作用が強く出るので，併用には注意が必要である．利尿薬を用いる場合はカリウム保持性利尿薬を選ぶ．

×

参照事項

■薬物代謝酵素

多くの薬物は肝細胞のミクロソームに存在するチトクロームP450(CYP)と呼ばれる約20種類の酵素群により代謝されます．CYPには多くの種類があり，ひとつの薬が複数のCYPで代謝されたり，ひとつのCYPが複数の薬物の代謝に関与することで，この20種の酵素で何百万という化学物質の代謝を行うことができます．また，薬の中には特定のCYPの酵素活性を抑制するものや，反対に特定のCYPの活性を上昇させるものがあり，薬の併用で思わぬ副作用が出たり，薬の代謝が促進して期待する薬理作用が現れないことなどが起こります．CYPの中で最も多くの薬物代謝にかかわっているCYP3A4はグレープフルーツジュースの成分で活性が阻害されることで有名です(参照事項：柑橘類に含まれるフラボノイド 19頁参照)．この酵素により代謝を受ける薬物，この酵素の活性を阻害する薬物の例を表に示しました．

CYP3A4で代謝を受ける主な薬物	CYP3A4の活性を阻害する主な薬物
テストステロン，ニフェジピン，シクロスポリン，タクロリムス，ミダゾラム，アミオダロン，ジルチアゼム，ベラパミル，ロサルタン，ラバスタチン	エリスロマイシン，シメチジン，ケトコナゾール，フルコナゾール，イトラコナゾール，リトナビル(グレープフルーツジュース)

第4章　薬物中毒

問　題　　　解説と解答

1. 急性中毒

●1　薬物中毒の原因は必ず過量によるものである.
□
□

① 薬物中毒は過量投与によって起こるものが一般的であるが，常用量の範囲内であったとしても遺伝的な素因，合併症の存在，他の薬剤との併用などによって血中濃度が異常に上昇し薬物中毒が現れる場合がある.

×

●2　強酸・強アルカリを誤飲した場合，速やかに嘔吐させる.
□
□

② 強酸・強アルカリを含む製品の場合，食道損傷を増悪させる危険があるため，嘔吐させることは禁忌である．まず，水や牛乳など蛋白質を含むものを飲ませる．pHを中和させようとすると，中和熱を発生させ，さらに損傷を広げる可能性がある.

×

問　題　／　解説と解答

●3　薬物を誤飲した後，1時間程度であるならば，吸着剤を使用することができる．
□
□

③ 活性炭50g程度を水200mLに懸濁して投与する．ほとんどの薬物に有効であるが，アルコール類，アルカリ，リチウムなどには効果が少ない．口から入って1時間では効果が期待できるが，数時間経過している場合はほとんど効果がない．

○

●4　急性薬物中毒で胃洗浄をする際の姿勢は背臥位が最も適している．
□
□

④ 胃洗浄にあたっては，胃内容物の十二指腸への流入の防止と，嘔吐した際の誤嚥防止のため，頭部を少し低くした左側臥位が適している．

×

●5　チオペンタールなどのバルビツール酸誘導体の体外排出には，炭酸水素ナトリウムの点滴静注が有効である．
□
□

⑤ バルビツール酸誘導体，ベンゾジアゼピン系薬物，サリチル酸製剤などの酸性薬物やX線造影剤は，尿をアルカリ化するほどイオン化して，再吸収が抑制され排泄が促進する．炭酸水素ナトリウムを点滴静注し，尿のpHを7.5〜8に保つようにする．重篤なアルカローシスを生じないように注意が必要である．炭酸水素ナトリウム製剤には濃度と用量の異なる製剤があるので，投与時には注意しなければならない．

○

参照事項　炭酸水素ナトリウム製剤の種類 ☞ 29頁参照

重要なくすり　薬物中毒治療薬：炭酸水素ナトリウム（メイロン），チオクト酸（チオクタン），メチオニン

問　題　　　解説と解答

参照事項

■炭酸水素ナトリウム製剤の種類

炭酸水素ナトリウム静注用製剤には1.26%，7%，8.4%の3種類の濃度がありますが，1.26%製剤は1,000mLバッグとして薬物（X線造影剤）の排泄促進目的で使用されることがあります．一方，7%と8.4%製剤では20mLアンプルと250mLバッグとして販売され，主にアシドーシスの是正目的で使用されます．8.4%製剤は浸透圧が高く，細い血管から投与すると血管痛を引き起こしやすいため，注射用水や5%ブドウ糖注射液で希釈することも必要です．また，過去に濃度取り間違えなどの医療事故も起きていることから，使用時には注意が必要です．

2. 依存症と禁断症状

●1　モルヒネは連用しても身体的依存は現れず，精神的な依存のみである．
□
□

① モルヒネは強力な鎮痛薬として，癌の疼痛除去などに用いられている．連用すると身体的依存が形成され，服用を中止すると禁断症状が現れる．なお，末期癌の疼痛緩和療法に用いる場合には，身体的依存はまったく問題にならない．

×

●2　アルコールに依存している母親から産まれた子どもはすでにアルコールに依存していることがある．
□
□

② 母親が摂取したアルコールは，胎盤を通じて胎児内に移行する．このため，妊娠中において胎児がアルコール依存になる可能性がある．アルコール以外にも，モルヒネ，バルビツール酸系薬物などでも，同様のことが起きることがある．

○

問　題	解説と解答
●3　薬物依存には必ず身体的依存を伴う. □□	③ モルヒネやアヘンに対しての薬物依存の場合には，これらの薬物の摂取を止めると禁断症状をきたすような身体的依存が強度に現れる．一方，覚醒剤やコカインでは精神的依存はきわめて強度であるが，身体的依存は軽微なことが多い．カフェインやタバコなどは精神的依存のみである． ×

第5章　投与方法と薬理作用

問　題　｜　解説と解答

1. 経口投与

●1　経口投与は簡便で，安全かつ確実な方法である．
□
□

① 経口投与は簡便で比較的安全性の高い方法であるが，患者が確実に服薬することを前提としており，また，吸収過程が食事の影響を受けやすいので，確実性は低い．

×

参照事項　与薬と投薬 ☞ 32頁参照

●2　口腔内崩壊錠は口腔内で噛み砕いて服薬する．
□
□

② 噛まずに唾液で溶解する口腔内崩壊錠（oral dispersing：OD錠）は水なしでも服用できる利点がある．チュアブル錠（咀嚼錠）は自然には崩壊・溶解しないため，細かく噛み砕いてから唾液で溶かして服用する．バッカル錠は口腔内で徐々に溶かして口腔粘膜から吸収させる薬剤であり，噛んではならない．

×

●3　カプセル剤は服用しづらくても，カプセルのまま服用するよう説明する．
□
□

③ カプセル剤に限らず，錠剤や顆粒剤などの各種の剤形は，適切な薬物動態が得られるようにした製剤である．そのまま服用することを原則とする．どうしてもそのままでは投与が難しいときには，薬剤師に相談する．

○

問　題　　解説と解答

参照事項

■与薬と投薬

薬を患者さんに投与する行為を「投薬」,「与薬」,「施薬」などという言葉で表します．いずれも英語ではadministrationです．一般には「投薬」という言葉が最もよく使われていますが，看護師さんや薬剤師さんは「与薬」という言葉をよく使います．「投薬」という言葉は決して薬を投げるという意味ではなく，「投」は「投稿」のように「よせる」とか「おくる」とかいう意味で用いられています．しかし，「投薬」という語感には患者さんとの間に一定の距離があることは否めません．

一方，与薬という言葉は仏典の「応病与薬」，つまり，ちょうど医者が患者の病気に最も適した薬を与えるように，釈迦が人々の迷いや苦悩に応じて，その人に最もふさわしい教えを説いたということに由来します．この場合，「与」には身分的に上の者が下の者に下げ渡すという語感がどうしてもつきまといます．薬師如来が手に持つ薬壺のなかの万病に効く薬を与えてやるという感じなのです．

薬物治療を行うにあたっては患者さんとの間に距離があってはならず，また，薬を下賜するものであってもなりません．投薬や与薬に代わる良い言葉はないものだろうかと考えています．なかなかいい言葉が思いつかないので，この本では「薬の投与」という言葉に統一しました．いずれにしても，しっかりとした薬理学の知識の上に立ち，適切な服薬指導を行いつつ，患者さんの状態に応じて，相手が受け入れやすい形で薬の投与を行うということを心がけたいものですね．

●4　頓服薬とは就寝直前に服用する薬のことである．
□
□

④ 頓服薬とは症状が現れた時に一時的にその症状を取り除く目的で服用するための薬のことを指す．症状がない場合，むやみに使用してはいけない．

×

問　題 | 解説と解答

●5　舌下錠は口腔粘膜より吸収される.
□
□

⑤ 舌下錠は口腔内で溶解し，口腔粘膜から吸収され直接循環に入るため，初回通過効果を受けずに全身に分布できる．ニトログリセリンなど肝臓で代謝を受ける薬物の投与法に用いられる．また，吸収が速いので即効性も期待できる．

○

2. 非経口投与

2.1 注　　射

●1　皮下注射液の浸透圧は体液と等しくなければならない.
□
□

① 皮下組織は浸透圧の影響を受けやすく，高張液（高濃度ブドウ糖液）や低張液（蒸留水）を誤って注射すると，組織が傷害を受ける．

○

●2　静脈内注射（静注）用抗悪性腫瘍薬は血管外に漏れると組織の壊死を起こす危険性がある.
□
□

② 抗悪性腫瘍薬の多くは細胞毒であり，血管外に漏れ，組織が高濃度の抗悪性腫瘍薬に曝されると細胞が壊死に陥る．

○

参照事項　血管外漏出に注意すべき薬剤 ☞ 36頁参照

●3　静脈内注射は最も効果発現が速い投与法である.
□
□

③ 静脈内注射による投与は吸収過程がないので速効する．皮下注射や筋肉内注射では，薬物はいったん血液中に吸収される過程が必要であり，効果発現は遅れる．また，皮下注射や筋肉内注射の吸収速度は注射部位の血流量に大きく依存する．

○

問　題　　解説と解答

2.2 吸　入

●1　吸入に用いられる薬剤は揮発性薬品のみである.
□
□

① 全身麻酔薬や亜硝酸アミルなどの揮発性薬品のみならず，液体(副腎皮質ステロイドや気管支拡張薬のエアゾル剤)や微粉末(抗アレルギー薬，インフルエンザ治療薬など)も吸入で作用させることができる.

×

●2　薬物の吸入は肺局所だけでなく，吸収により全身にも作用させることができる.
□
□

② 多くの薬物は吸入後肺胞内の毛細血管に速やかに吸収され，全身作用を現す．しかし，気管支喘息の治療に用いる吸入副腎皮質ステロイド薬のように，肺から吸収され難いようにし，ステロイドの全身副作用を抑えた局所作用薬もある.

○

2.3 直腸内適用

●1　坐剤は，投与した局所で薬剤が作用するのを期待して用いられる.
□
□

① 痔疾治療薬などのように，投与局所での作用を期待するものもあるが，投与した直腸粘膜から吸収された薬物は門脈の血流に入らず全身循環に入るため，初回通過効果の大きい薬物の投与にも用いられ，静脈注射とほぼ同じ効果が得られる．また，坐剤は悪心・嘔吐あるいは意識障害などで，経口投与が困難であるときにも有効な投与法である.

×

問　題	解説と解答

2.3　直腸内適用

●2　冷所で保存しておいた坐剤は体温程度に温めてから挿入する.
□
□

② 坐剤は投与後，局所の体温で溶けるように剤形設計されているので，前もって温めてはならない.

×

2.4　経皮適用

●1　経皮投与された薬物も肝臓で初回通過効果を受ける.
□
□

① 貼付剤や軟膏剤で経皮吸収された薬物は，口腔や直腸粘膜から吸収された薬物と同様に，肝臓を通過しないので初回通過効果を受けない．肝臓で速やかに代謝されるニトログリセリンを持続的に作用させるには，テープ状の貼付剤などとして経皮投与する.

×

●2　皮膚貼付剤は血中濃度を長時間維持できる.
□
□

② 皮膚貼付剤は皮膚を経由して徐々に吸収されるので，血中濃度を長時間維持することができ，薬理効果も持続する.

○

●3　経皮吸収型製剤は，投与した局所で薬剤が作用するのを期待して用いられる.
□
□

③ 皮下の血管から吸収され，持続的に薬物が取り込まれることで全身への作用を期待した剤形が経皮吸収型製剤である．狭心症予防薬や禁煙補助薬，気管支拡張薬，パーキンソン病治療薬などに応用されている．貼付した状態での入浴も可能であるため，長期投与も可能となる.

×

問　題　　　解説と解答

5

2 非経口投与

参照事項

■血管外漏出に注意すべき薬剤

静注すべき薬物の血管外漏出は，痛みを伴う皮下硬結や難治性皮膚潰瘍の原因となります．抗悪性腫瘍薬の血管外漏出には特に注意が必要で，表の赤字で示した薬物は細胞傷害性が強く少量でも皮下組織の壊死と潰瘍形成を生じます．また，放射性医薬品の漏出にも注意が必要です．

薬の種類	薬物例
抗悪性腫瘍薬	マイトマイシンC，ドキソルビシン，エピルビシン，ビンクリスチン，ビンデシン，ビンブラスチン，シスプラチン，シクロホスファミド，エトポシド，フルオロウラシル，ブレオマイシン，メトトレキサート
高浸透圧薬	50％・70％ブドウ糖液，X線造影剤，マンニトール
強アルカリ性薬	フェニトイン，チオペンタール，炭酸水素ナトリウム
血管収縮薬	アドレナリン，ノルアドレナリン，ドブタミン
電解質補正液	グルコン酸カルシウム，塩化カルシウム，塩化カリウム
その他	ガベキセート，ジアゼパム，ヒドロキシジン，フェジン，プロポフォール

2.5　局所的適用

● 1　軟膏や液剤の局所的適用は，薬物の適用部位に限局して起こる薬理作用を期待して行われる．
□
□

① 局所的適用は適用された部位の皮膚や粘膜の消炎や殺菌消毒などを期待して行われ，投与局所からの吸収を抑え，全身作用の現れない工夫をする．適用皮膚部位に外傷や潰瘍がある場合や，広範囲の皮膚に適用したときには全身作用が現れることがあるので，注意が必要である．

○

第6章　主な治療薬とその特徴

問　題　　　　解説と解答

1. 末梢神経作用薬

1.1　自律神経作用薬

1　交感神経作用薬

● 1　一般に各臓器は交感神経系と副交感神経系に同時に支配され，各々の神経の刺激は機能的に相反する反応を引き起こす．

□
□

① 各々の臓器には一般に交感・副交感神経系による拮抗的二重支配があり，各臓器の機能をいわばアクセルとブレーキの関係で適切に制御している．

○

参照事項　自律神経系の情報伝達 ☞ 40頁参照

● 2　交感神経の節前神経終末からはアセチルコリンが，節後神経の終末からはノルアドレナリンが放出される．

□
□

② 交感神経の節前神経からのアセチルコリンは節後神経のニコチン受容体に作用し，節後神経からのノルアドレナリンは標的細胞のα受容体またはβ受容体に作用する．自律神経系は脊髄から出た節前神経の情報が途中で節後神経に伝えられるが，この部位を自律神経節という．交感神経の神経節が特殊に分化し，内分泌臓器となったのが副腎髄質であり，副腎髄質はアドレナリンを血液中に分泌する．

○

問　題　　解説と解答

1.1　自律神経作用薬

●3　交感神経が興奮すると，エネルギーを貯え安静を保つ方向に体の機能が調節される．
□
□

③ エネルギーを貯え安静を保つ方向に体の機能を調節するのは副交感神経である．交感神経が興奮すると，エネルギーを消費し，身体を活動させる方向に体の機能が調節される．

×

参照事項　3F反応 ☞ 41頁参照

●4　アドレナリンとエピネフリンは同じ物質である．
□
□

④ 発見時の経緯から，欧州や日本ではアドレナリン，米国ではエピネフリンと呼ぶことが多いが，まったく同じ物質であり，意味するところも同じ「副腎（アドレナルまたはエピネフルス）の生理活性物質」である．同様にノルアドレナリンとノルエピネフリンも同一物質である．医薬品の分野ではかつて「エピネフリン・ノルエピネフリン」で呼ばれていたが，2006年の日本薬局方改正においてアドレナリン・ノルアドレナリンに統一された．

○

問　題　　　解説と解答

1.1　自律神経作用薬

●5　ドーパミンには心機能を亢進させる働きがあり，強心薬として使われる.
□
□

⑤ ドーパミンはノルアドレナリン・アドレナリンの前駆体で脳内では情報伝達物質として働いている（ドーパミン・ノルアドレナリン・アドレナリンはいずれもカテコール基を有する生体アミンであるため，カテコールアミンと総称される）．強心薬として点滴静注されたドーパミンは，心臓のβ_1受容体を介して心筋収縮増大や心拍数増加など心機能を亢進させる働きがあり，また，腎臓のドーパミン受容体に作用して腎血流量を増やし利尿効果をもたらす.

重要なくすり　**カテコールアミン**：アドレナリン（ボスミン・エピペン），ノルアドレナリン，ドーパミン

○

●6　α_1受容体遮断薬は血圧を上げる.
□
□

⑥ 交感神経終末から放出されたノルアドレナリンはα_1受容体を介して血管を収縮させる．したがって，α_1遮断薬は交感神経による血管の収縮を抑えて拡張させ，血圧を下げるため，高血圧の治療に用いられる.

重要なくすり　**α遮断薬**：〈α_1選択的〉ウラピジル（エブランチル），テラゾシン（ハイトラシン），プラゾシン（ミニプレス）

×

参照事項

■自律神経系の情報伝達

自律神経系は，交感神経系，副交感神経系両方とも，脊髄から出た節前ニューロンが自律神経節で節後ニューロンに情報を伝達し，標的細胞に到達します．自律神経節ではアセチルコリン（Ach）がニコチン受容体に情報伝達し，節後ニューロン終末では，交感神経系の場合はノルアドレナリン（NA）がαまたはβ受容体に，副交感神経系ではアセチルコリンがムスカリン受容体に情報を伝達します．例外的に，汗腺を支配する交感神経節後ニューロンはアセチルコリンを情報伝達に用いています．

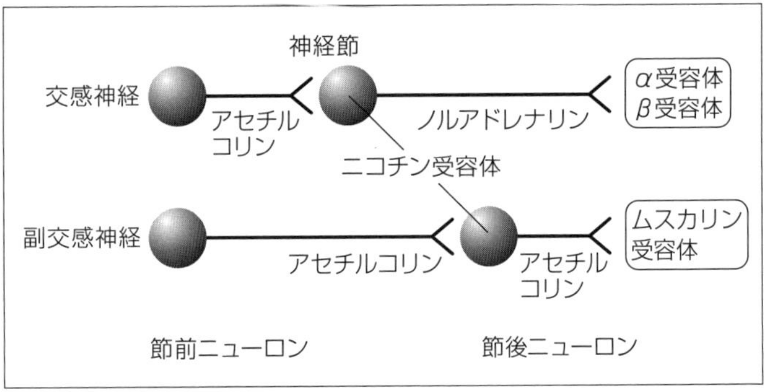

自律神経での情報伝達

■3F反応

交感神経系の興奮は，身体活動を亢進させ，エネルギーを消費する方向に生体の機能を調節します．これは，闘争(fight)，逃走(flight)，そして恐怖・驚愕(fright)のときの生体の反応であり，3F-reaction(3F反応)と呼ばれています．東大寺南大門の運慶・快慶作の眼を見開いた仁王像は，まさに交感神経系の興奮状態を現しているとは思いませんか．

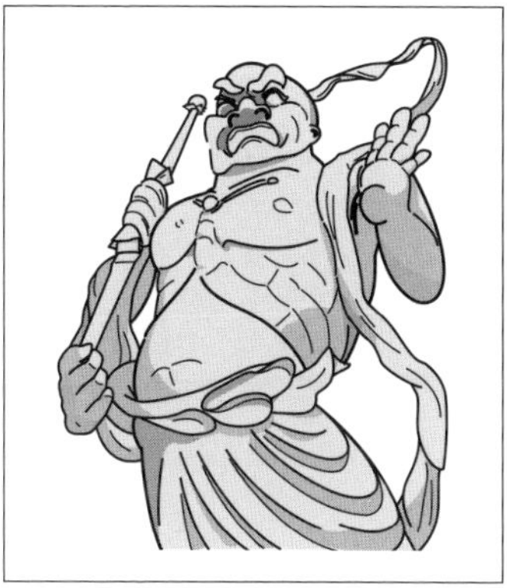

東大寺南大門の仁王像

問　題　　　解説と解答

1.1　自律神経作用薬

●7　α_2受容体作動薬は気管支喘息の治療に用いる．
□
□

⑦ α_2受容体作動薬（クロニジンなど）は高血圧の治療に用いられる．気管支など平滑筋の拡張にかかわる受容体はβ_2受容体であり，この受容体の作動薬であるサルメテロールやツロブテロールなどは気管支喘息の治療に用いられる．

重要なくすり　**α_2作動薬**：クロニジン（カタプレス），グアンファシン（ワイテンス）　×

●8　β遮断薬は抗不整脈効果をもつ．
□
□

⑧ β遮断薬は心筋の興奮性を抑制する効果があるため，頻脈性の不整脈に有効である．また，心臓の酸素消費量を抑えるため労作狭心症や慢性心不全にも有効であり，長期投与で降圧作用があるため，高血圧治療にも用いられる．

重要なくすり　**β遮断薬**：プロプラノロール（インデラル），ピンドロール（カルビスケン），ベタキソロール（ケルロング），アテノロール（テノーミン）　○

●9　交感神経の興奮による心拍数の増加はβ_1受容体を介した作用である．
□
□

⑨ 心臓にはβ_1受容体が存在し，交感神経終末より放出されたノルアドレナリンはこのβ_1受容体に作用して心拍数増加および心収縮力増大を起こす．

重要なくすり　**β作動薬**：イソプレナリン（プロタノール），ドブタミン（ドブトレックス）　○

問　題	解説と解答

1.1　自律神経作用薬

●10　β遮断薬の主な有害作用は，心不全の悪化，末梢循環不全，気道抵抗の増加などである．
□
□

⑩ β遮断薬の主な有害作用から心不全，高度徐脈，末梢循環障害，気管支喘息などを合併する症例には禁忌である．ただし，慢性心不全において亢進している交感神経機能を低下させ，長期予後を改善することが明らかになり，現在，慢性心不全に対しては標準治療として用いられている．

○

2　副交感神経作用薬

●1　副交感神経の神経伝達物質はアドレナリンである．
□
□

① 副交感神経の伝達物質は節前線維・節後線維ともにアセチルコリンである．アセチルコリンを伝達物質とする神経系をコリン作動系という．なお，交感神経節後神経のようにノルアドレナリンを伝達物質とする神経系はアドレナリン作動系という．

×

重要なくすり　**コリン作動薬**：アセチルコリン（オビソート），ベタネコール（ベサコリン）

●2　副交感神経が興奮すると消化管運動が減少する．
□
□

② 副交感神経終末からアセチルコリンが放出されると，腸管の運動は亢進する．腹痛は腸管運動の異常亢進によることが多く，ムスカリン受容体遮断薬が腹痛の治療に用いられる．交感神経の興奮は腸管運動を減少させる．

×

問　題　　　解説と解答

1.1　自律神経作用薬

●3　ムスカリン受容体遮断薬のアトロピンには縮瞳作用がある.
□
□

③ 副交感神経が刺激されると瞳孔の放射状筋（瞳孔散大筋）の収縮によって縮瞳が生じる．アトロピンは副交感神経節後線維支配臓器のムスカリン受容体を遮断し，副交感神経の刺激反応を抑制することで，散瞳，心拍数増加，腸管平滑筋緊張低下などを起こす．なお，交感神経が刺激されると散瞳が生じるが，これは輪状筋（瞳孔括約筋）の収縮によって起こるものである．

×

重要なくすり　**ムスカリン受容体遮断薬**：アトロピン，ブチルスコポラミン（ブスコパン），プロパンテリン（プロバンサイン），ロートエキス

●4　ムスカリン受容体遮断薬により尿閉が起こることがある.
□
□

④ ムスカリン受容体遮断薬の有害作用には，尿閉のほかに口渇，目のかすみ（調節障害），頻脈，便秘，緑内障の悪化などがある．

○

●5　農薬にも使われる有機リン化合物は副交感神経刺激症状を引き起こす.
□
□

⑤ 副交感神経終末から放出されたアセチルコリンはコリンエステラーゼによってコリンと酢酸に代謝される．有機リン化合物（農薬，神経ガス）は非可逆的なコリンエステラーゼの阻害作用を持つ．有機リン中毒では神経終末から放出されたアセチルコリンを分解できず，過剰のアセチルコリンにより副交感神経刺激作用が現れる．なお，可逆的なコリンエステラーゼ阻害薬は重症筋無力症や消化機能低下症，排尿困難などに用いる．

○

参照事項　自律神経作用薬の臨床応用 ☞ 45頁参照

問　題　　解説と解答

参照事項

■自律神経作用薬の臨床応用

自律神経系は体内のさまざまな機能の調節にかかわっています．自律神経系による調節がうまくいかなくなるとさまざまな疾患の発症に結びつきます．このときの病態を改善し，正常化するためには，自律神経系の活動性に変化を与える自律神経作用薬を用います．

自律神経作用薬		適応となる病態
コリン作動系	ムスカリン作動薬	腸管麻痺，緑内障（縮瞳薬）
	コリンエステラーゼ阻害薬	緑内障（縮瞳薬），重症筋無力症，腸管麻痺，排尿困難
	ムスカリン遮断薬	眼の調節麻痺（散瞳薬），粘膜分泌亢進，胃酸分泌亢進，消化管運動の亢進（鎮痙薬），潰瘍性大腸炎，頻尿・失禁，徐脈，気管支喘息，閉塞性肺疾患
アドレナリン作動系	α_1作動薬	低血圧（昇圧薬），局所出血（血管収縮薬）
	α_2作動薬	高血圧，粘膜充血（血管収縮薬）
	β_1作動薬	心不全（強心薬）
	β_2作動薬	気管支喘息
	β_3作動薬	過活動膀胱，頻尿
	α_1遮断薬	高血圧症（血管拡張薬），排尿障害（前立腺肥大）
	β遮断薬	高血圧症，狭心症，頻脈性不整脈，緑内障，慢性心不全
自律神経節遮断薬		高血圧緊急症

1.2　局所麻酔薬

●1　局所麻酔薬は知覚神経線維のカリウムチャンネルの活性を阻害して知覚を脱失させる．
□
□

①　局所麻酔薬は知覚神経線維のナトリウムチャンネルを遮断し，知覚神経の伝導を抑制して知覚を脱失させる．

×

（重要なくすり）局所麻酔薬：リドカイン（キシロカイン），プロカイン（ロカイン），ブピバカイン（マーカイン），ロピバカイン（アナペイン）

問　題　　解説と解答

1.2　局所麻酔薬

●2　局所麻酔薬にアドレナリンを添加し，浸潤麻酔に用いると麻酔作用が長時間持続する.
□
□

② アドレナリンにより注入部位の血管収縮が起こり，局所麻酔薬の吸収が抑制されて麻酔持続時間が長くなる．局所麻酔薬の製剤にはアドレナリンなどの血管収縮薬を添加したものとしていないものがあるので注意が必要である．なお，手指，足趾，陰茎，耳介ではアドレナリンによる虚血により，壊疽（輪状遮断）を起こすことがある．したがって，これらの部位にはアドレナリンを添加した局所麻酔薬を使ってはならない．

○

●3　局所麻酔では中毒症状は現れない.
□
□

③ 局所への投与量が増加し血中濃度が一定以上に上昇すると中枢神経ならびに循環器系症状が生じ，高濃度になれば昏睡，呼吸停止，不整脈を呈することがある．血管内に誤投与すると痙攣を生じる．

×

●4　伝導麻酔は知覚神経の神経幹や神経叢に注射する方法で，この神経が支配する広範囲の知覚を麻痺させることができる.
□
□

④ 伝導麻酔は神経幹や神経叢の周囲に薬液を注射する神経ブロックの手法である．さらに広範囲の知覚を麻痺させて腹部や下肢の手術を行う場合には，脊髄クモ膜下腔に薬液を注入する脊髄麻酔を用いる．

○

問　題　　解説と解答

1.2　局所麻酔薬

●5　局所麻酔薬のリドカインは不整脈の治療にも用いられる.
□
□

⑤ リドカインには心筋のナトリウムチャンネルを遮断する薬理作用もあるので，クラスIの抗不整脈薬として心室性不整脈に用いられる.

○

1.3　筋弛緩薬

●1　運動神経の終末からはアセチルコリンが放出され，骨格筋を収縮させる.
□
□

① 骨格筋にはニコチン受容体が存在し，アセチルコリンにより受容体内のナトリウムチャンネルが開き，筋細胞を脱分極させ，収縮させる.

○

●2　ツボクラリンはムスカリン受容体に作用して骨格筋を弛緩させる.
□
□

② 運動神経終末から放出されたアセチルコリンは神経筋接合部のニコチン受容体に作用して筋収縮を起こす．ツボクラリンはニコチン受容体を遮断する薬物であり，手術時の骨格筋弛緩（拮抗性筋弛緩薬）に用いる．筋弛緩薬にはニコチン受容体を持続的に脱分極させて作用する脱分極性筋弛緩薬もある.

×

重要なくすり　拮抗性筋弛緩薬：ベクロニウム，ロクロニウム（エスラックス）
脱分極性筋弛緩薬：スキサメトニウム

問　題　　解説と解答

1.3　筋弛緩薬

●3　ボツリヌス毒素には筋弛緩作用がある.
□
□

③ 食中毒菌としても知られるボツリヌス菌が産生する毒素(A型またはB型ボツリヌストキシン)は神経筋接合部において，神経終末からのアセチルコリン放出を遮断し，筋弛緩作用を示す．眼瞼痙攣や上下肢痙縮，痙性斜頸などに適応がある．

重要なくすり　ボツリヌス毒素：A型ボツリヌス毒素(ボトックス)，インコボツリヌストキシンA(ゼオマイン)，B型ボツリヌス毒素(ナーブロック)　○

●4　コリンエステラーゼ阻害薬は重症筋無力症の治療に用いられる.
□
□

④ 重症筋無力症は神経筋接合部のニコチン受容体に対する抗体が産生され，この受容体機能が障害される自己免疫疾患である．コリンエステラーゼを阻害しアセチルコリンの量を増加することでニコチン受容体を作動させ，骨格筋を収縮させることができる．

重要なくすり　可逆的コリンエステラーゼ阻害薬：ネオスチグミン(ワゴスチグミン)，アンベノニウム(マイテラーゼ)，ジスチグミン(ウブレチド)　○

●5　ダントロレンは，吸入全身麻酔薬で生じる悪性高熱症の治療に用いられる.
□
□

⑤ 悪性高熱症はまれな遺伝性疾患で，骨格筋の持続的な攣縮により熱産生が増加した状態である．ダントロレンは筋小胞体からのカルシウム遊離を抑えて骨格筋を弛緩させ，筋攣縮による発熱を抑える．

重要なくすり　末梢性筋弛緩薬：ダントロレン(ダントリウム)　○

問　題　　　　解説と解答

2. 中枢神経作用薬

2.1　全身麻酔薬

●1　全身麻酔薬は意識とすべての知覚を可逆的に消失させる薬物である.
□
□

① 全身麻酔薬は意識とすべての知覚を消失させる．手術時の全身麻酔では意識消失と十分な鎮痛以外に自律神経反射の抑制と筋弛緩も必要であり，鎮静薬，鎮痛薬，副交感神経遮断薬，筋弛緩薬などを全身麻酔薬に適宜併用する．

○

●2　全身麻酔は全て薬物の吸入によって行う.
□
□

② 全身麻酔は，気体または揮発性の液体である吸入麻酔薬によるものと注射剤である静脈麻酔薬によるものに大別できる．

×

重要なくすり **吸入麻酔薬**：イソフルラン，セボフルラン（セボフレン），デスフルラン（スープレン），亜酸化窒素（笑気）

●3　代表的な静脈麻酔薬にバルビツール酸系誘導体がある.
□
□

③ 静脈麻酔には，一般にチオペンタールとチアミラールなどの超短時間作用型のバルビツール酸誘導体が用いられる．バルビツール酸誘導体ではない静脈麻酔薬にケタミンやプロポフォールがある．

○

重要なくすり **静脈麻酔薬**：チオペンタール（ラボナール），チアミラール（イソゾール），プロポフォール（ディプリバン），ケタミン（ケタラール；麻薬指定となった）

問　題　　　解説と解答

2.1　全身麻酔薬

●4　プロポフォールは小児にも安全に使用できる静脈麻酔薬である．
□
□

④ 麻酔終了後からの回復が早く，持続投与を行っても体内での蓄積が少ないプロポフォールであるが，高用量・長時間使用すると死亡率の高い合併症（プロポフォール注入症候群）が現れることが報告されている．このため，小児（人工呼吸中の鎮静目的）は使用が禁止されている．

×

●5　一般に麻酔薬には鎮静作用があるため悪心・嘔吐は生じない．
□
□

⑤ 揮発性麻酔薬や麻薬性鎮痛剤を使用した手術では術後に悪心・嘔吐が現れやすい．これを術後悪心嘔吐（PONV：postoperative nausea and vomiting）という．静脈麻酔薬のプロポフォールは制吐作用があるとされているため，PONVを発症しやすい患者の場合は使用を検討する．PONV抑制にはセロトニン$5\text{-}HT_3$受容体遮断薬が用いられる．

×

●6　アドレナリンβ_2受容体遮断薬は中枢性鎮静剤として用いられる．
□
□

⑥ 自然な睡眠に近い鎮静作用を生むためにアドレナリンα_2受容体作動薬が用いられる．大脳皮質等の上位中枢の興奮・覚醒レベルが抑制されるため，鎮痛・鎮静作用を発現すると考えられている．呼吸抑制も少ないため，局所麻酔・非挿管での手術に用いられることがある．

×

重要なくすり　中枢性鎮静性α_2受容体作動薬：デクスメデトミジン（プレセデックス）

問　題　　解説と解答

2.2　催眠鎮静薬・抗不安薬

1　ベンゾジアゼピン誘導体は催眠薬，鎮静薬，抗不安薬として用いられる．
□
□

① ベンゾジアゼピン誘導体は薬剤により，作用持続時間に差があるので，使用目的に応じて選択する．一般に副作用が少なく，他剤と比較して安全である．抗痙攣薬としても用いられる．

○

重要なくすり 抗不安薬

ベンゾジアゼピン誘導体：トリアゾラム（ハルシオン），エチゾラム（デパス），ジアゼパム（セルシン），フルニトラゼパム（サイレース）

2　ベンゾジアゼピン系薬物は脳内の抑制性伝達物質であるγアミノ酪酸（GABA）の受容体の機能を高めて作用する．
□
□

② 神経細胞の膜に存在するGABA受容体は塩化物イオン（Cl^-）チャンネルを形成しており，ベンゾジアゼピン存在下でGABAによるCl^-チャンネルの開放頻度が増加し，細胞内へCl^-イオンがより多く流入する．その結果，神経細胞の活動性が抑制される．

○

3　ベンゾジアゼピン誘導体の副作用として注意すべきは痙攣の誘発である．
□
□

③ ベンゾジアゼピン誘導体では，痙攣は誘発しない．筋弛緩作用，緑内障の悪化，眠気，ふらつき，記憶障害などが主な有害作用である．ベンゾジアゼピン誘導体のニトラゼパム，ジアゼパム，クロナゼパムなどは抗痙攣薬として用いられる．

×

問　題	解説と解答

2.2　催眠鎮静薬・抗不安薬

●4　ベンゾジアゼピン誘導体を長期連用しても依存性は生じない．
□
□

④ ベンゾジアゼピン誘導体を長期連用すると依存が生じることがあり，急に使用を中止すると不眠，不安，幻覚，妄想などが現れることがある．これを避けるため，中止するときには時間をかけて減量する．

×

●5　睡眠薬にはバルビツール酸誘導体が第一選択薬として用いられる．
□
□

⑤ 不眠症の第一選択はベンゾジアゼピン誘導体である．バルビツール酸誘導体が催眠鎮静薬として使用されることは少なくなった．ベンゾジアゼピン受容体のサブタイプ（ω_1受容体）拮抗薬，生体概日リズムを調整するメラトニンの受容体作動薬，覚醒物質のオレキシンの受容体拮抗薬が睡眠薬として用いられている．

×

参照事項　OTC医薬品 ☞ 54頁参照

重要なくすり　睡眠薬

バルビツール酸誘導体：ペントバルビタール（ラボナ），セコバルビタール（アイオナール），アモバルビタール（イソミタール）　**ω_1受容体拮抗薬：**ゾルピデム（マイスリー），ゾピクロン（アモバン）　**メラトニン受容体作動薬：**ラメルテオン（ロゼレム）　**オレキシン受容体拮抗薬：**スボレキサント（ベルソムラ），レンボレキサント（デエビゴ）　**ヒスタミンH_1受容体遮断薬：**ジフェンヒドラミン（ドリエル：OTC医薬品）

問　題　　　解説と解答

2.3　抗精神病薬

●1　統合失調症の治療に用いる抗精神病薬は主にドーパミン神経系を抑制する.
□
□

① 抗精神病薬には定型抗精神病薬と，非定型抗精神病薬の2種類に分類され，定型抗精神病薬はドーパミン神経系のみを抑制することで統合失調症の幻覚，妄想，興奮などの陽性症状に奏効する．非定型抗精神病薬はドーパミン以外にセロトニン受容体を抑制するため，陽性症状に加えて意欲減退や認知機能障害に対しても奏功することがある.

○

重要なくすり　**定型抗精神病薬**

ブチロフェノン誘導体：ハロペリドール（セレネース），スピペロン（スピロピタン）　**フェノチアジン誘導体**：クロルプロマジン（ウインタミン），フルフェナジン（フルメジン），プロクロルペラジン（ノバミン）　**ベンザミド系**：スルピリド（ドグマチール）

非定型抗精神病薬

セロトニン・ドーパミン遮断薬：リスペリドン（リスパダール），ペロスピロン（ルーラン）　**多元受容体作用型**：クエチアピン（セロクエル），オランザピン（ジプレキサ），クロザピン（クロザリル）　**ドーパミン受容体部分作動薬**：アリピプラゾール（エビリファイ），ブレクスピプラゾール（レキサルティ）

●2　抗精神病薬の有害作用として，程度の差はあるが高率に発症するのは，錐体外路症状である.
□
□

② 抗精神病薬はドーパミン遮断薬であり，ドーパミン受容体を遮断することにより生ずるのが錐体外路症状である．その他，血圧低下，体温下降などの自律神経症状，女性化乳房，肥満などの内分泌異常，黄疸など肝機能障害などが出現する．発生頻度は低いが，抗精神病薬の有害作用で最も重篤なものは，高体温が持続し生命予後の悪い悪性症候群である.

○

参照事項　錐体外路症状 ☞ 54頁参照

問　題	解説と解答
●3　錐体外路症状が現れやすいのは定型抗精神病薬よりも非定型抗精神病薬である. □□	③ 定型抗精神病薬はドーパミン受容体を強力に抑制するため錐体外路症状が現れやすい. 非定型抗精神病薬は定型抗精神病薬に比べるとその発生は少ない.

2.3　抗精神病薬

●3　錐体外路症状が現れやすいのは定型抗精神病薬よりも非定型抗精神病薬である.

□□

③ 定型抗精神病薬はドーパミン受容体を強力に抑制するため錐体外路症状が現れやすい. 非定型抗精神病薬は定型抗精神病薬に比べるとその発生は少ない.

×

参照事項

■OTC医薬品

「医療用医薬品」は購入時に処方箋が必要となりますが, 薬局やドラッグストアなどで処方箋なしに購入することができる一般用医薬品と要指導医薬品をOTC医薬品といいます. OTCはOver The Counter（カウンター越しの）の頭文字で, 販売用カウンター越しに薬を販売することに由来しています. 本来は処方箋が必要となる医療用医薬品のうち, 安全性が高いものをOTC医薬品に転用したものを「スイッチOTC医薬品」といいます. 解熱鎮痛薬のロキソプロフェン（ロキソニン）やイブプロフェン（イブ）, 胃酸分泌抑制薬のファモチジン（ガスター10）, 抗アレルギー薬のフェキソフェナジン（アレグラ）などはテレビCMでもおなじみのOTC薬です.

■錐体外路症状

運動に関係する神経系のなかで, 大脳皮質から脊髄に向かって下行する運動経路のうち, 延髄の錐体を通過する経路を錐体路, それ以外の下行性運動経路を錐体外路といいます. 錐体外路は大脳基底核（尾状核, 被殻, 黒質, 赤核等）のドーパミン神経系とアセチルコリン神経系のバランスにより, 運動の細かな調整を行っています. ドーパミン受容体を遮断する薬物を投与すると, このバランスが崩れて, 指や手足のふるえ, 筋肉のこわばり・つっぱり, ひきつけ, 目の異常運動（正面を向かない, 上転）, 舌のもつれ, じっとできない, そわそわ感, 無表情, うまく歩けない, などの症状が現れます. これを錐体外路症状（extrapyramidal syndrome）といいます.

問　題　　　解説と解答

2.3 抗精神病薬

●4 統合失調症の薬物療法において注意すべきことは服薬状況のチェックである.
□
□

④ 統合失調症の患者には服薬を拒否する方や薬物に過度な警戒心をもつ方が多く，服薬アドヒアランスの良否を常に確かめることが重要である.

○

●5 抗精神病薬による錐体外路症状は長期投与後に現れやすい.
□
□

⑤ ドーパミン受容体遮断薬である抗精神病薬による錐体外路症状は，投与開始から数日間～数週間で出現する早期症状（急性ジストニア，急性ジスキネジア，パーキンソン症候群，アカシジアなど）と，半年以上投与してから出現する遅発症状（遅発性ジスキネジア，遅発性ジストニア，遅発性アカシジアなど）に分類される.

×

参照事項 ジストニア，ジスキネジア，アカシジア ☞ 55頁参照

参照事項

■ジストニア，ジスキネジア，アカシジア

ジストニア

中枢神経系の障害によって，不随意かつ持続的に筋肉が収縮することで姿勢の異常が生じる症状のことをいいます.

ジスキネジア

パーキンソン病治療薬（2.5参照）の服用に伴って生じる不随意運動の総称で，自分の意志に関わりなく身体が動いてしまう症状のことをいいます.

アカシジア

錐体外路症状により，四肢にむずむずとした感覚を覚え，じっとしていられない症状のことをいいます．下肢の絶え間ない動きや，足踏み，姿勢の変更などが現れ，着座することができません．アカシジアの発症に随伴して，焦燥感，不安感が現れることもあります.

問　題　　解説と解答

2.4　抗うつ薬と抗躁薬

●1 □□ 抗うつ薬は脳内モノアミンの分解を促進させることにより作用する.

① 三環系抗うつ薬は脳内のモノアミン（ノルアドレナリン，セロトニン）の輸送系（トランスポータ）を抑制し，選択的セロトニン再取り込み阻害薬（SSRI）はセロトニン輸送系を選択的に阻害する．セロトニン・ノルアドレナリン再取り込み阻害剤（SNRI）はセロトニンだけでなくノルアドレナリンの再取り込み輸送系も阻害する．また，ノルアドレナリン作動性・特異的セロトニン作動性抗うつ薬（NaSSA）はセロトニン，ノルアドレナリンの遊離量自体を増加させる作用を有する．いずれも脳内モノアミン濃度を増加させており，モノアミンの分解には関与しない．セロトニン再取り込みと5-HT1A受容体を刺激するセロトニン再取り込み阻害・セロトニン受容体調節剤（S-RIM）も用いられている．

×

重要なくすり 抗うつ薬

三環系抗うつ薬：イミプラミン（トフラニール），アミトリプチリン（トリプタノール），ノルトリプチリン（ノリトレン），クロミプラミン（アナフラニール）
四環系抗うつ薬：マプロチリン（ルジオミール），ミアンセリン（テトラミド）
SSRI：フルボキサミン（ルボックス，デプロメール），パロキセチン（パキシル），セルトラリン（ジェイゾロフト），エスシタロプラム（レクサプロ）
SNRI：ミルナシプラン（トレドミン），デュロキセチン（サインバルタ），ベンラファキシン（イフェクサーSR）　**NaSSA**：ミルタザピン（リフレックス，レメロン）　**S-RIM**：ボルチオキセチン（トリンテックス）

問　題　　　　解説と解答

2.4　抗うつ薬と抗躁薬

●2　うつ病の治療に用いるセロトニン再取り込み阻害薬（SSRI）では，投与初期に悪心が生じる．
□
□

② セロトニン再取り込み阻害薬は，消化管でのセロトニン遊離を増加させ，服用初期に悪心が生じることがある．

○

●3　抗うつ薬の重篤な副作用としてセロトニン症候群がある．
□
□

③ SSRIや三環系抗うつ薬による治療で脳内セロトニン濃度が過剰になると精神症状（不安，錯乱），神経・筋肉症状（振戦，固縮），自律神経症状（発汗，発熱，下痢）が生じる場合がある．これをセロトニン症候群と呼ぶ．薬物の服用を中止すれば，通常24時間以内に症状は消失するが，時に横紋筋融解症や腎不全などの重篤な症状が現れる．過剰投与や複数薬の併用投与で生じやすい．

○

●4　躁病の治療に用いる炭酸リチウムでは，健常者には抑うつ作用が現れる．
□
□

④ 炭酸リチウムは躁状態に作用し，健常者では中枢作用がほとんどないのが特徴である．なお，安全域が狭いので血中濃度に留意する．

×

重要なくすり　抗躁薬：炭酸リチウム（リーマス）

問題	解説と解答

2.4　抗うつ薬と抗躁薬

●5　躁病の急性期には抗精神病薬が用いられる．
□
□

⑤ クロルプロマジンやハロペリドールなどの抗精神病薬が躁病における興奮状態を鎮静するのに有効である．そのほか，感情を抑制するために抗痙攣薬のカルバマゼピンやバルプロ酸も用いられる．

〇

2.5　パーキンソン病治療薬

●1　パーキンソン病は大脳基底核のドーパミンの遊離が異常に増加した疾患である．
□
□

① 大脳基底核である黒質－線条体系のドーパミン作動性神経細胞が変性し，ドーパミンの遊離が異常に減少した疾患である．残存したドーパミン神経系を活性化させる目的で，ドーパミン前駆体やドーパミン遊離促進剤，ドーパミン受容体作動薬，ドーパミン分解抑制剤（MAO-B阻害剤），レボドパ半減期延長剤（COMT阻害剤）が治療に用いられる．

×

重要なくすり パーキンソン病治療薬

ドーパミン前駆体：レボドパ（ドパストン，ドパゾール）　**ドーパミン遊離促進剤**：アマンタジン（シンメトレル）　**ドーパミン受容体作動薬**：ペルゴリド（ペルマックス），ブロモクリプチン（パーロデル），ロチゴチン（ニュープロ）　**MAO-B阻害剤**：セレギリン（エフピー）　**COMT阻害剤**：エンカタポン（コムタン）

問　題　　　　解説と解答

2.5 パーキンソン病治療薬

●2　パーキンソン病治療にはドーパミンを静脈注射する.
□
□

② ドーパミンを末梢血管から投与しても血液脳関門を通過できない. 必須アミノ酸のL-チロシンから合成されたL-ドパ(別名　レボドパ)は血液脳関門を通過でき, 神経細胞内で代謝されてドーパミンとなる. このため, パーキンソン病治療にはL-ドパを用いる.

×

●3　L-ドパはL-ドパ脱炭酸酵素阻害薬と同時に投与する.
□
□

③ L-ドパが末梢組織で脱炭酸反応を受けてドーパミンになることを防ぐため, 血液脳関門を通過できないタイプのL-ドパ脱炭酸酵素阻害薬(ベンセラジド, カルビドパ)を併用する. これによって, L-ドパの末梢組織での副作用を軽減し, また, 投与量も節約できる.

○

(重要なくすり) 脱炭酸酵素阻害薬配合薬：ベンセラジド・レボドパ合剤(ネオドパゾール, マドパー), カルビドパ・レボドパ合剤(ネオドパストン, メネシット)

●4　L-ドパは精神神経系の有害作用を引き起こすことはない.
□
□

④ L-ドパによる治療中に幻覚, 妄想, 興奮, 精神錯乱, 不随意運動(ジスキネジア　参照事項55頁参照)などの症状が現れることがある. このようなときには, L-ドパの減量あるいは投与を中止する必要がある. ただし, 急激に中止すると高熱, 錐体外路症状, 意識障害が出現する恐れがある.

×

問　題　　　解説と解答

2.5　パーキンソン病治療薬

●5　L-ドパの薬効持続時間が短くなり，次のL-ドパ服用前に症状が悪化する現象をウェアリングオフ現象と呼ぶ．
□
□

⑤ L-ドパが作用して病態が改善されている状態をON現象，L-ドパの薬効が減少し症状が再び現れる状態をOFF現象と呼ぶ．治療が長期化するとL-ドパの作用時間が次第に短くなり，次の服薬時間前にOFF現象が現れるようになる．このように，ON-OFF現象を何度も繰り返す状態をウェアリングオフ現象と呼ぶ．この症状の改善目的に脳内アデノシンA_{2A}受容体遮断薬が用いられている．

○

重要なくすり　アデノシンA_{2A}遮断薬：イストラデフィリン（ノウリアスト）

2.6　抗てんかん薬

●1　てんかんの発作形式と脳波により薬物を選択する．
□
□

① 抗てんかん薬には発作型による有効スペクトルがあり，臨床的な発作形式と脳波などを併せて発作型を診断し，適切な薬剤を処方する．

○

参照事項　発作型による抗てんかん薬の選択 ☞ 61頁参照

●2　抗てんかん薬は神経興奮作用をもつ．
□
□

② てんかんは大脳皮質の過剰な興奮が原因となって現れる．このため，抗てんかん薬はナトリウム（Na^+）チャネル遮断，カルシウム（Ca^{2+}）チャネル遮断，GABA神経系の活性化によって神経細胞の興奮を抑制することで薬効を発揮するものが多い．ガバペンチンはCa^{2+}チャネル遮断によって興奮性神経伝達物質（グルタミン酸）の遊離を抑制する作用を持つ．

×

問　題　　　解説と解答

2.6 抗てんかん薬

●3　バルプロ酸は全般発作の第一選択薬として用いられる.
□
□

③ バルプロ酸はNa^{+}チャネルの遮断により神経の興奮を抑制する. また, 高濃度ではGABA分解酵素を阻害し, 脳内GABA濃度を増加させて神経を抑制する. このため, 全般発作の第一選択薬として用いられる

○

参照事項

■発作型による抗てんかん薬の選択

臨床症状および脳波から発作型を診断し, 薬物を選択します. 通常, 第一選択薬の1種類からスタートします. その後, 発作の出現状況を観察し, 血中濃度を測定して, 投与量の増減, 他の抗てんかん薬への変更または併用を考え, 完全な発作抑制を目指します. また, 定期的に血液検査等を行い, 有害作用の早期発見に努めます.

発作型	第一選択薬	第二選択薬	避けるべき
部分発作	カルバマゼピン, レベチラセタム, ラモトリギン, ゾニサミド	フェニトイン, バルプロ酸, フェノバルビタール, ガバペンチン	
強直間代発作	バルプロ酸	ラモトリギン, フェノバルビタール, フェニトイン, ペランパネル	フェニトイン
欠神発作	バルプロ酸, エトスクシミド	ラモトリギン	カルバマゼピン, ガバペンチン
脱力発作	バルプロ酸	ラモトリギン, レベチラセタム, トピラマート	カルバマゼピン, ガバペンチン
ミオクロニー発作	バルプロ酸, クロナゼパム	レベチラセタム, フェノバルビタール, クロザパム, トピラマート	カルバマゼピン, ガバペンチン, フェニトイン

問　題	解説と解答

2.6　抗てんかん薬

●4　抗てんかん薬で，副作用が現れたときには直ちに投与を中止する.
□
□

④ 抗てんかん薬を突然投与中止すると発作を誘発し，痙攣重積状態となることがあるので，慎重に対応する必要がある.

×

●5　フェニトインは肝臓で薬物代謝酵素活性を上昇させる.
□
□

⑤ フェニトインを連続服用していると，肝臓の薬物代謝酵素(CYP3A4)が誘導され，抗菌薬，抗不安薬，スタチンなどの薬物の代謝速度が上昇する．このため，これらの薬物の分解が速くなり，血中濃度が低下して薬理作用が低下することがある.

○

●6　ペランパネルはグルタミン酸放出を促進させる.
□
□

⑥ ペランパネルはグルタミン酸受容体の一つであるAMPA受容体に選択的に結合し神経細胞の過剰興奮を抑制しててんかん発作を抑える．レベチラセタムは神経終末のシナプス小胞蛋白質(SV)2Aへ結合し，グルタミン酸の遊離を抑制する作用を有する.

×

重要なくすり　抗てんかん薬：エトスクシミド(ザロンチン)，カルバマゼピン(テグレトール)，ガバペンチン(ガバペン)，クロナゼパム(ランドセン，リボトリール)，クロバザム(マイスタン)，ゾニサミド(エクセグラン)，バルプロ酸(デパケン)，フェニトイン(アレビアチン)，フェノバルビタール(フェノバール)，ラモトリギン(ラミクタール)，レベチラセタム(イーケプラ)，ペランパネル(フィコンパ)，トピラマート(トピナ)

問　題　　　　解説と解答

2.7　麻薬・オピオイド鎮痛薬・鎮痛作用のある薬物

●1　□□　モルヒネなどの麻薬性鎮痛薬の特徴は強力な鎮痛効果に加え，陶酔感（多幸感）を伴うことである.

①　麻薬性鎮痛薬には強力な鎮痛効果に加え，陶酔感（多幸感）を伴う作用があり，がん性疼痛などの頑固な痛みに有効である.

○

重要なくすり　**麻薬性鎮痛薬**：アヘン，モルヒネ，コデイン，オキシコドン（オキノーム），ペチジン，フェンタニル（デュロテップ），メサドン（メサペイン）

●2　□□　モルヒネは散瞳を起こす.

②　モルヒネにより縮瞳する．ピンホール状の瞳孔は麻薬中毒者の特徴である．そのほかに，悪心・嘔吐，便秘，呼吸抑制，尿閉などが副作用として注意すべき症状である.

×

●3　□□　オピオイド受容体に作用する鎮痛薬はすべて麻薬である.

③　オピオイド受容体に作用する鎮痛薬は強い鎮痛作用を示すが，耽溺性や習慣性が比較的弱いペンタゾシンやブプレノルフィンなどの薬物は麻薬の指定を受けず，非麻薬性鎮痛薬と呼ばれる.

×

重要なくすり　**非麻薬性鎮痛薬**：ペンタゾシン（ペンタジン，ソセゴン），ブプレノルフィン（レペタン），トラマドール（トラマール）

問　題	解説と解答

2.7　麻薬・オピオイド鎮痛薬・鎮痛作用のある薬物

●4　末期癌における鎮痛に経口徐放剤として硫酸モルヒネが使用される.
□
□

④ 末期癌では鎮痛剤の一定の血中濃度を維持するために経口徐放剤を用いる. 経口摂取できない状況であれば, 貼付剤を用いるか, あるいは皮下, 静脈内, 硬膜外への持続注入を行う. なお, 突出痛（急な痛み）が現れた場合は, バッカル剤などの短時間で効果が現れる速放製剤を用いる.

○

重要なくすり **徐放性麻薬性鎮痛薬**：モルヒネ徐放製剤（MSコンチン, カディアン）, モルヒネ速放製剤（モルヒネ末）, オキシコドン徐放製剤（オキシコンチン）, オキシコドン速放製剤（オキシノーム散）, フェンタニル口腔粘膜吸収製剤（イーフェンバッカル錠, アブストラル舌下錠）

●5　がん性疼痛での経口モルヒネ剤は痛みがなければ副作用回避のため定時に服薬しない方がよい.
□
□

⑤ 現在の疼痛の有無にかかわらず, 経口モルヒネ剤は一定の血中濃度を保つように定期的に投与することが, がん性疼痛治療の基本である.

×

参照事項 WHO方式がん疼痛治療法 ☞ 65頁参照

●6　モルヒネの鎮痛効果には天井効果があり, 強い痛みにはある一定量以上投与しても効かない.
□
□

⑥ 薬理作用の天井効果とは, 薬用量を増やしてもある一定以上の効果が得られない現象をいう. モルヒネには天井効果がなく, 患者の痛みの増強に応じてモルヒネを増量すれば鎮痛効果を高めることができる.

×

問　題	解説と解答

2.7　麻薬・オピオイド鎮痛薬・鎮痛作用のある薬物

●7 □□　呼吸困難のあるがん性疼痛患者にモルヒネは用いてはならない．

⑦ がん性疼痛患者の呼吸困難の原因にもよるが，モルヒネにより呼吸数が減り，呼吸が浅くなり，呼吸困難感や不安感が軽減し，呼吸に伴う痛みも軽減するので，有効な場合がある．

×

参照事項

■WHO方式がん疼痛治療法

WHO（世界保健機関）は「2000年までにすべての人に健康を」という健康対策を打ち立て，「WHO方式がん疼痛治療法」を1986年に発表しました．この趣旨は，「癌の痛みは治療可能であり，また治療しなくてはいけないものであり，癌患者はこの痛みの治療を十分に受けるべきである」というものです．2018年に改訂され，本邦でも2020年に「がん疼痛の薬物療法に関するガイドライン」が改訂されるに至っています．

WHO方式がん疼痛治療法による鎮痛剤使用の基本方針のなかで特に重要な項目は以下のものです．

(1) 鎮痛剤は内服薬を第一選択とする．内服できないときは坐薬にし，それもできないときに注射とする．
(2) 時刻を決めて規則正しく投与する．痛みが出たときにのみ鎮痛剤を使用する頓用方式では，数時間ごとに痛みが再発するため，患者は痛みの恐怖から開放されない．
(3) 痛みが消えるまで用量を調整する．患者によって薬物作用には個人差があるため，年齢・体重・腎機能・肝機能を考慮し，最も少ない用量で最大効果が得られる様に調節する．
(4) 細かい配慮をする．作用機序や予想される有害作用を患者と家族に十分説明し，鎮痛剤を使用継続できるように配慮する．

問　題　　解説と解答

2.7　麻薬・オピオイド鎮痛薬・鎮痛作用のある薬物

●8　プレガバリンはオピオイド受容体に作用する鎮痛薬である.
□
□

⑧ 脊髄損傷や椎間板ヘルニアの他，糖尿病，帯状疱疹によって神経細胞が障害を受けるとカルシウムイオンが神経細胞へ過剰に流入し，グルタミン酸やサブスタンスPなどの興奮性神経伝達物質が遊離される．プレガバリンはカルシウムチャネルを阻害することで興奮性神経伝達物質の遊離を抑制し，鎮痛作用を発揮する．中枢性・末梢性いずれの神経障害性疼痛にも適応されるが，めまい・傾眠傾向・浮腫が現れることがある.

×

重要なくすり　**神経障害性疼痛治療薬**：プレガバリン（リリカ），ミロガバリン（タリージェ）

2.8　中枢神経興奮薬

●1　カフェイン，テオフィリン，テオブロミンの3種の天然メチルキサンチン誘導体の中で，中枢興奮作用が最も強いのはカフェインである.
□
□

① コーヒー，お茶，コーラなどに含まれるカフェインは大脳皮質を刺激する．利尿効果や心筋興奮，平滑筋弛緩効果が強いのはお茶に含まれるテオフィリンであり，これは利尿薬，気管支拡張薬，心不全治療薬として用いられる.

○

重要なくすり　**中枢神経興奮薬**

キサンチン誘導体：カフェイン，テオフィリン（テオドール），アミノフィリン（ネオフィリン），プロキシフィリン（モノフィリン），フルマゼニル（アネキセート）

問　題　　　解説と解答

2.8　中枢神経興奮薬

●2　ドキサプラムやジモルホラミンは延髄の呼吸中枢・血管運動中枢を刺激するので，心肺停止時の蘇生に用いる．
□
□

②　ドキサプラムやジモルホラミンは麻酔薬過剰投与などによる呼吸抑制治療に用い，蘇生には用いない．

×

●3　ベンゾジアゼピン誘導体の中毒による過鎮静や呼吸抑制の治療には覚醒剤を用いる．
□
□

③　ベンゾジアゼピン誘導体による過鎮静や呼吸抑制の治療に，特異的なベンゾジアゼピン受容体拮抗薬であるフルマゼニルを用いる．

×

重要なくすり　**呼吸刺激薬**：ドキサプラム（ドプラム），ジモルホラミン（テラプチク），フルマゼニル（アネキセート）

●4　ナルコレプシーの治療には覚醒作用のある薬物が用いられる．
□
□

④　明るい日中にもかかわらず，場所や状況を選ばず強い眠気が生じ，睡眠発作を主な症状とする脳疾患（睡眠障害）をナルコレプシーと呼ぶ．これまでメタンフェタミンやペモリンが治療薬として用いられてきたが，依存が問題となり，使用にあたっては厳重な管理と注意が必要であった．一方，モダフィニルは依存性の問題がなく，肝臓への負担も少ない．オレキシン2型受容体作動薬のナルコレプシー治療への治験も進められている．

○

重要なくすり　**ナルコレプシー治療薬**：メタンフェタミン（ヒロポン），モダフィニル（モディオダール），ペモリン（ベタナミン）

問　題　　解説と解答

2.8　中枢神経興奮薬

●5　注意欠陥多動症候群(ADHD)に中枢神経興奮薬が有効である.
□
□

⑤ 注意欠陥多動症候群に覚醒剤が有効である．わが国では覚醒効果をもつメチルフェニデートを用いる．ノルアドレナリン再取り込み阻害剤のアトモキセチン，アドレナリンα_2受容体の1つであるアドレナリンα_{2A}受容体作動薬のグアンファシンが成人期のADHDに対して承認された．

○

重要なくすり　ADHD治療薬：メチルフェニデート(リタリン)，アトモキセチン(ストラテラ)，グアンファシン(インチュニブ)

3. 消 炎 薬

3.1　非ステロイド性消炎鎮痛薬・鎮痛薬

●1　非ステロイド性消炎鎮痛薬と呼ばれる一連の薬物はプロスタグランジンの生合成を阻害する．
□
□

① プロスタグランジンと呼ばれる一連の生理活性物質は発痛，発熱，血管の収縮または拡張，血小板凝集，気管支収縮などの作用をもつ炎症のメディエータである．非ステロイド性消炎鎮痛薬(NSAIDs：non-steroidal anti-inflammatory drugs)はプロスタグランジンの生合成を阻害して効果を発揮する．

○

重要なくすり　非ステロイド性消炎鎮痛薬：アセチルサリチル酸(アスピリン)，メフェナム酸(ポンタール)，ジクロフェナク(ボルタレン)，インドメタシン(インダシン)，イブプロフェン(ブルフェン)，ロキソプロフェン(ロキソニン)，ピロキシカム(バキソ)，メロキシカム(モービック)，セレコキシブ(セレコックス)，フルルビプロフェン(ロピオン)

●2　プロスタグランジンを生合成する酵素はシクロオキシゲナーゼである．
□
□

② 炎症部位の細胞膜からその構成成分のアラキドン酸が遊離し，シクロオキシゲナーゼ(COX：cyclooxygenase)によってプロスタグランジンが生成される．COXにはCOX-1とCOX-2の2種類のアイソザイムが存在し，炎症にはCOX-2が関与している．

○

参照事項　COX-1とCOX-2 ☞ 70頁参照

●3　アスピリンには血小板凝集抑制作用がある．
□
□

③ アスピリンには血小板凝集抑制作用があり，アスピリン服用により出血時間が延長する．心筋梗塞の再発防止のために使われる．

○

問　題　　解説と解答

3.1　非ステロイド性消炎鎮痛薬・鎮痛薬

●4　非ステロイド性消炎鎮痛薬で最もよく見られる副作用は眠気である.
□
□

④　胃腸炎や潰瘍などの消化器系への副作用が最も頻度が高い．予防のため，胃酸分泌抑制薬や粘膜保護薬を併用することがある．他に，肝障害や腎障害が現れることがある．妊娠末期の女性が服用すると胎児の動脈管閉鎖を生じるリスクがある．

×

参照事項

■COX-1とCOX-2

非ステロイド性消炎薬（NSAID）はプロスタグランジンを合成する酵素であるシクロオキシゲナーゼ（COX）の働きを抑える薬です．COXにはほとんどの細胞で常に働いているCOX-1と，炎症が起こったときに誘導されるCOX-2の2種類のアイソザイムが存在します．COX-1は胃粘膜の保護や腎臓の血流調節などの生理的な作用にかかわっているので，これを抑えると胃腸障害や腎障害が現れます．COX-1よりも比較的COX-2を阻害するジクロフェナク，スリンダク，メフェナム酸，COX-2のみを選択的に阻害するセレコキシブの登場により従来のNSAIDsで見られるような消化管への有害反応の発現を抑制しつつも鎮痛効果を発揮できるようになりました．しかし，COX-2選択的阻害薬については心筋梗塞や脳梗塞の危険性を高める可能性が指摘されることもあり，使用に際しては患者さんに説明しておくことが必要です．

問　題　　　　解説と解答

3.1　非ステロイド性消炎鎮痛薬・鎮痛薬

●5　小児の発熱にはアスピリンが第一選択である．
□
□

⑤　アスピリンとライ症候群の関係が報告されており，小児の解熱にはアセトアミノフェンが第一選択である．なお，アセトアミノフェンのCOX阻害効果は弱く，解熱鎮痛作用は別の機構によるものと考えられる．

×

参照事項　ライ症候群 ☞ 71頁参照

重要なくすり　**その他の抗炎症薬**：アセトアミノフェン（カロナール），スルピリン（メチロン）

●6　小児のインフルエンザや新型コロナウイルス感染症による発熱では非ステロイド性消炎鎮痛薬（NSAIDs）を投与して速やかに解熱させる．
□
□

⑥　特に小児の場合，インフルエンザ脳症の増悪リスクにNSAIDsの使用が指摘されている．

×

参照事項

■ライ症候群

1963年にオーストラリアのReyeらが初めて警鐘を鳴らした小児の急性脳症で，水痘またはインフルエンザなどのウイルス感染後1週間頃突然の嘔吐で発症し，次第に致死性の高い肝炎と脳炎が進行します．詳細な原因は不明ですが，疫学調査により，解熱剤としてアスピリンを服用していた患児での発症率が，アセトアミノフェンを服用していた患児より16倍高いことが明らかにされています．インフルエンザおよび水痘に限らず，15歳以下の小児の発熱にはアスピリンやアスピリンを含む薬の投与を避け，第一選択としてアセトアミノフェン（カロナールなど）を用いるようにしてください．

問　題　　　解説と解答

3.2　抗アレルギー薬

●1　即時型アレルギー反応は肥満細胞より遊離したケミカルメディエータによって引き起こされる.
□
□

① 喘息，花粉症，じん麻疹などの即時型アレルギーは，特定の抗原に対するIgE抗体で感作された肥満細胞が，同じ抗原に曝露したときに生じる反応で，肥満細胞より放出されたヒスタミン，ロイコトリエンなどのケミカルメディエータが平滑筋などに作用して起こる反応である.

○

重要なくすり　抗アレルギー薬

第一世代抗ヒスタミン薬：ジフェンヒドラミン（レスタミン），クロルフェニラミン（アレルギン，ポララミン），ヒドロキシジン（アタラックス，アタラックス-P），プロメタジン（ピレチア），クレマスチン（タベジール）　**ロイコトリエン拮抗薬：**プランルカスト（オノン），モンテルカスト（シングレア）

●2　第一世代抗ヒスタミン薬に共通する副作用は眠気である.
□
□

② 第一世代抗ヒスタミン薬に共通の副作用は，眠気である．そのほかに口渇などの抗コリン作用や錐体外路症状などが現れることがある．血液脳関門を通過できず，脳内に移行しない第二世代の抗ヒスタミン薬では眠気は少ない.

○

重要なくすり　抗アレルギー薬

第二世代抗ヒスタミン薬：フェキソフェナジン（アレグラ），ケトチフェン（ザジテン），エピナスチン（アレジオン），セチリジン（ジルテック），オロパタジン（アレロック），ロラタジン（クラリチン），ビラスジン（ビラノア），ルパタジン（ルパフィン）

問　題　　　解説と解答

3.2　抗アレルギー薬

●3　抗ヒスタミン薬は気管支喘息発作に有効である.
□
□

③　一般に，抗ヒスタミン薬はすでに発症した喘息発作そのものには無効である．喘息発作を抑えるにはβ_2作動薬やメチルキサンチン誘導体などの気管支拡張薬を用いる．一方，発症を予防するためにロイコトリエン拮抗薬の他，トロンボキサンA_2合成酵素阻害薬，トロンボキサンA_2受容体拮抗薬，Th2サイトカイン阻害薬が用いられる.

×

重要なくすり　喘息治療薬

トロンボキサンA_2合成酵素阻害薬：オザグレル（ドメナン）　**トロンボキサンA_2受容体拮抗薬：**セラトロダスト（ブロニカ），ラマトロバン（バイナス）
Th2サイトカイン阻害薬：スプラタスト（アイピーディ）

●4　抗アレルギー薬はアレルギー反応の予防に有効である.
□
□

④　抗アレルギー薬には肥満細胞からのケミカルメディエータ遊離を抑制する作用があり，予防に有効である．また，抗ヒスタミン作用（H_1受容体遮断作用）や，他のケミカルメディエータの産生を抑制する作用を併せ持つ薬物もある.

○

重要なくすり　抗アレルギー薬

ケミカルメディエータ遊離抑制薬：クロモグリク酸（インタール），トラニラスト（リザベン），アンレキサノクス（ソルファ），ケトチフェン（ザジテン），アゼラスチン（アゼプチン），ベポタスチン（タリオン）

問　題	解説と解答

3.2　抗アレルギー薬

●5　抗アレルギー薬に属する分子標的薬はIgE抗体を治療標的としている．

⑤ マスト細胞からのケミカルメディエータ放出に関与するIgEや好酸球活性化因子のIL-5を無効化する抗体製剤が開発され応用されている．そのほか，IL-4，IL-5，IL-13などIgE産生や好酸球の分化に関わる分子の働きを阻害する抗体薬も開発され上市されている．

○

重要なくすり　アレルギー治療分子標的薬
IgE阻害薬：オマリズマブ（ゾレア）　Il_5阻害薬：メポリズマブ（ヌーカラ）
Il-4/IL-13受容体遮断薬：デュピルマブ（デュピクセント）
喘息治療分子標的薬
IL-5阻害薬：ベンラリズマブ（ファセンラ）

●6　アレルゲンを直接投与して過敏反応を軽減させる治療法がある．

⑥ アレルギー疾患の病因となるアレルゲンを継続的に投与して，患者の身体をアレルゲンに慣らし，アレルゲンに曝露された場合に引き起こされる関連症状を緩和することを期待する．アレルゲン免疫療法や減感作療法とも呼ばれ，スギやダニの抗原を用いる．投与方法は舌下か皮下注である．

○

重要なくすり　減感作療法薬（アレルゲン免疫療法薬）：スギ花粉アレルゲン免疫療法製剤（シダキュア），ダニアレルゲン免疫療法製剤（アシテア，ミティキュア）

問　題　　解説と解答

3.3　副腎皮質ステロイド薬

1　□□　副腎皮質ステロイド薬（糖質コルチコイド）は強力な抗炎症作用，抗アレルギー作用をもち，有害作用は少ない薬物である．

① 副腎皮質ステロイドはその強力な抗炎症作用によりさまざまな炎症性疾患などに用いられ有効であるが，多彩な有害作用があり，長期投与にあたっては注意が必要である．

×

参照事項　糖質コルチコイドの有害作用 ☞ 76 頁参照

重要なくすり　副腎皮質ステロイド薬

糖質コルチコイド：ヒドロコルチゾン（ソル・コーテフ），プレドニゾロン（プレドニン），デキサメタゾン（デカドロン），ベタメタゾン（リンデロン），トリアムシノロン（レダコート），メチルプレドニゾロン（メドロール）

2　□□　ステロイド服用患者は生ワクチンによる予防接種が禁忌とされる．

② 麻疹や風疹，ムンプスなどの予防接種で用いる生ワクチンを投与した場合，免疫系の抑制により疾患が発症する恐れがあるため，ステロイドの服用は禁忌とされている．不活化ワクチンやmRNA型ワクチンの場合は安全であると考えられ，通常どおり投与してよいとされる．ステロイドによりワクチンの効果が減弱するとのデータもあるため，中止や休薬するかは主治医の判断に委ねることとしている．

○

3　□□　副腎皮質ステロイド療法から離脱するときには，徐々に投与量を減量していかねばならない．

③ 副腎皮質ステロイド薬を連用した後に，急に投与を中止すると，発熱，脱力感，関節痛，さらにショックなど，危険な離脱症状が現れる．

○

問　題　　　解説と解答

参照事項

■糖質コルチコイドの有害作用

副腎皮質ホルモンの糖質コルチコイドを長期使用すると，ホルモンの作用によって以下のさまざまな有害作用が現れます．また，他の薬物との併用により相互作用が現れ，予期せぬ有害作用が現れることがあります．これらの有害作用を知ったうえで，ステロイドの優れた薬理作用をうまく応用することが重要です．これらの有害作用をおそれるあまり，患者さんが勝手に服薬を中止したり減量したりすることがあるので，十分な説明が必要です．

（１）糖代謝異常（高血糖・糖尿病），脂質代謝異常（肥満）
（２）副腎皮質機能不全
（３）電解質代謝異常，浮腫，高血圧症
（４）骨粗鬆症，無菌性骨頭壊死（大腿骨・上腕骨）
（５）筋力低下・筋肉痛（ミオパチー）
（６）消化性潰瘍（消化管出血，胃腸穿孔），膵炎
（７）感染症の誘発，感染症の増悪
（８）満月様顔貌，野牛肩，多毛，顔面紅斑，瘡
（９）皮下溢血，紫斑，血栓症
（10）白内障，緑内障
（11）中枢神経障害（痙攣），精神症状（精神変調，うつ状態）

●4　経口副腎皮質ステロイド薬は夜寝る前に服用する．
□
□

④　体内の副腎皮質ホルモンは午前中に高くなる分泌リズムがあるので，経口副腎皮質ステロイド薬はそれに合わせて，朝1回あるいは，朝に多い量を服薬することが生体リズムを維持するためにも望ましい．

×

問　題　　解説と解答

3.3　副腎皮質ステロイド薬

●5　鉱質（ミネラル）コルチコイドには炎症を抑える作用はない．
□
□

⑤ 鉱質コルチコイドは腎においてナトリウム再吸収を促進し，体内に水分を貯留する作用をもつ．炎症を抑える作用はない．

○

重要なくすり　副腎皮質ステロイド薬

鉱質コルチコイド：フルドロコルチゾン（フロリネフ）

問　題　｜　解説と解答

4. 循環器疾患治療薬

4.1 強 心 薬

●1　ジギタリス薬中毒の発現は高齢者に多い.
□
□

① ジゴキシン，ジギトキシンなどのジギタリス（別名 キツネノテブクロ）由来の強心配糖体をジギタリス薬という．これらは，加齢に伴う脂肪の減少による血中濃度の上昇とともに，腎機能の低下により半減期が延長するので，高齢者では中毒作用が現れやすい．また，高齢者では降圧利尿薬の併用などにより血中カリウムが低下することが多く，有害作用が増強する．

重要なくすり　強心配糖体：ジゴキシン（ジゴシン），デスラノシド（ジギラノゲン）　○

●2　アナフィラキシーショックが生じた場合，アドレナリンの筋注が有用である.
□
□

② 重症の血圧低下など循環虚脱が生じた場合，速やかな昇圧が必要となるためアドレナリンの投与が必要となる．緊急時には大腿部前外側に筋肉注射する．

重要なくすり　アナフィラキシー治療補助用アドレナリン注射キット（エピペン）　○

●3　ドーパミンは心臓のドーパミン受容体を刺激し収縮力を強める.
□
□

③ ドーパミンは心臓のアドレナリンβ_1受容体を刺激し収縮力を高め，また，腎血管に働いて腎血流量を増やす．経口では吸収されず，また，半減期が短いので点滴で投与する．過量になるとα受容体刺激作用が現れるため，不整脈などが生じる．

重要なくすり　カテコールアミン系強心薬：イソプレナリン（プロタノール），ドーパミン（イノバン），ドブタミン（ドブトレックス），アドレナリン（ボスミン）　×

問　題　　解説と解答

4.1 強心薬

●4　3型ホスホジエステラーゼ(PDE 3)阻害薬は心筋および血管平滑筋のサイクリックAMPを増加させ，強心効果と血管拡張作用が現れる．
□
□

④ PDE 3はサイクリックAMP (cAMP)の特異的分解酵素であり，これを阻害すると細胞内cAMP濃度が増加する．これにより心臓では陽性変力作用(収縮力が増加する)による強心作用が現れ，血管では平滑筋が弛緩し拡張作用が現れる．PDE 5はサイクリックGMP (cGMP)の特異的分解酵素であり，この阻害薬は勃起不全の治療に用いる．

○

参照事項　PDEアイソザイム ☞ 80頁参照

重要なくすり　PDE 3阻害薬：オルプリノン(コアテック)，ミルリノン(ミルリーラ)，ピモベンダン(アカルディ)

●5　アルドステロン受容体は血圧調節に関与している．
□
□

⑤ ミネラルコルチコイド受容体拮抗薬(MR遮断薬)は，尿細管におけるアルドステロン結合を阻害し，ナトリウムの再吸収およびカリウムの排泄を抑制して血圧を下げるので治療抵抗性の高血圧治療にも用いられる．カリウムを保持できる利点はあるが，腎障害患者では高カリウム血症の可能性に注意を要する．

○

重要なくすり　スピロノラクトン(アルダクトンA)，エプレレノン(セララ)，エサキセレノン(ミネブロ)

参照事項

■PDEアイソザイム

サイクリックヌクレオチド（サイクリックAMPとGMP）を分解するホスホジエステラーゼ（PDE）にはいくつかのアイソザイムが存在します．カフェインやテオフィリンなどのメチルキサンチン誘導体はこれらのアイソザイムを区別せず阻害しますが，表に示したようなそれぞれのアイソザイムの選択的な阻害薬が開発され，PDE 3阻害薬の心不全への応用，PDE 5阻害薬であるシルデナフィル（バイアグラ）の勃起不全への応用など，新しい臨床応用への道が拓かれています．

アイソザイム	基質特異性	選択的阻害薬	臨床応用
PDE 1	cGMP	ビンポセチン	脳循環改善
PDE 2	cAMP・cGMP		
PDE 3	cAMP	シロスタゾール アムリノン，ミルリノン	血管拡張 強心薬
PDE 4	cAMP	ロリプラム，ロフルミラスト デンブフィリン	気管支拡張薬 抗炎症薬
PDE 5	cGMP	ザプリナスト ジピリダモール シルデナフィル	気管支拡張薬 抗血小板薬 勃起不全治療薬

問　題　　　解説と解答

4.2　狭心症治療薬

●1　ニトログリセリンは全身の動脈を拡張し，狭心症に奏効する．
□
□

①　ニトログリセリンは動脈拡張による後負荷の軽減よりも，全身の静脈を拡張し心臓への血液還流量を減らすことによる前負荷の軽減により，心臓の酸素消費を抑え狭心症状を軽減する．冠動脈の拡張作用も効果発現に関係する．ニトログリセリンなどの硝酸薬は体内で一酸化窒素(NO)を放出し，静脈や冠動脈を拡張させる．なお，硝酸薬は初回通過効果を受けやすいため，内服薬としては用いず，舌下投与，注射，経皮投与が用いられる．

重要なくすり　ニトログリセリン(ミリスロール，ニトロダーム，ニトロペン)，亜硝酸アミル，硝酸イソソルビド(ニトロール)

×

●2　労作狭心症の予防にはβ遮断薬が有効である．
□
□

②　β遮断薬は，心拍数や心拍出量を減少させ，心筋の酸素消費量を減少させる．労作狭心症の予防に有効である．

重要なくすり　**β遮断薬**：プロプラノロール(インデラル)，ピンドロール(カルビスケン)，オクスプレノロール(トラサコール)

○

●3　カルシウムチャンネル遮断薬は冠動脈攣縮を予防できる．
□
□

③　カルシウムチャンネル遮断薬は，カルシウム(Ca^{2+})イオンの細胞内への流入を阻害するので，冠動脈攣縮を予防できる．安静狭心症の第一選択薬である．

重要なくすり　**カルシウム拮抗薬**：アムロジピン(ノルバスク，アムロジン)，ベラパミル(ワソラン)

○

問　題　／　解説と解答

4.2　狭心症治療薬

●4　狭心症発作時にはニトログリセリンのテープ剤を貼付する．
□
□

④ テープ剤は予防に用いる．発作時には舌下錠を服用し，口腔粘膜から吸収させる．投与後1～2分で効果が発現し，30分ほど持続する．投与後，起立性低血圧を起こすことがあるので必ず座って服用する．高齢者など唾液分泌に障害がある場合，口腔内噴霧スプレーを用いることもできる．なお，テープ剤には金属支持体（アルミニウム）を使用している製剤があり，この場合，MRI検査時に火傷を引き起こすおそれがあるので注意が必要である．

×

●5　ニトログリセリンを長期投与すると耐性を生じることがある．
□
□

⑤ 硝酸薬を長期にわたり持続投与すると耐性を生じることが知られている．硝酸薬とATP感受性カリウムイオン（K^{+}）チャネル開口薬の作用を併せ持つニコランジルは血管拡張作用があるが，この薬物には耐性獲得がなく重篤な有害作用も少ないため，狭心症治療には有用とされている．

○

重要なくすり　ニコランジル（シグマート）

問　題　　　解説と解答

4.3　不整脈治療薬

●1　局所麻酔薬であるリドカインには抗不整脈作用がある.
□
□

① リドカインはナトリウムチャンネルを遮断するクラスIbの抗不整脈薬で，心室性不整脈の治療に使われる．初回通過効果が大きいので経口では効果がなく，静注する．同じクラスのメキシレチンは経口投与が可能である．

○

参照事項　抗不整脈薬のクラス分類 ☞ 84頁参照

重要なくすり　**クラスIb抗不整脈薬：**リドカイン(キシロカイン)，メキシレチン(メキシチール)，アプリンジン(アスペノン)

●2　β遮断薬は徐脈性の不整脈に用いる.
□
□

② プロプラノロールなどのβ遮断薬はクラスIIの抗不整脈薬で，特に交感神経の緊張により誘発される頻脈性の不整脈に有効である．心筋抑制作用が強いので，心不全を併発する患者さんへの使用には慎重を要する．

×

重要なくすり　**クラスII抗不整脈薬：**ランジオロール(オノアクト，コアベータ)，プロプラノロール(インデラル)，アテノロール(テノーミン)

●3　クラスIcの抗不整脈薬は活動電位持続時間に影響を与えない.
□
□

③ ナトリウムチャンネルの遮断により抗不整脈作用を示すクラスIの薬物のうち，心筋の活動電位持続時間(APD)をクラスIaは延長し，Ibは短縮するが，Icは影響を与えない．ピルジカイニドやフレカイニドがこのクラスに属し，主に上室性不整脈に有効である．

○

重要なくすり　**クラスIa抗不整脈薬：**キニジン，プロカインアミド(アミサリン)，ジソピラミド(リスモダン)，ピルメノール(ピメノール)　**クラスIc抗不整脈薬：**ピルジカイニド(サンリズム)，フレカイニド(タンボコール)，プロパフェノン(プノロン)

参照事項

■抗不整脈薬のクラス分類

不整脈の治療に用いる薬物は，心筋細胞への電気生理学的な作用から表のようにクラスIからIVの4種類に分類されています．

分類	作用機構	薬物例		適応する不整脈
クラス I	ナトリウムチャンネルの遮断	Ia：活動電位および不応期の延長	キニジン，プロカインアミド，ジソピラミド	心房粗動・細動 上室性・心室性頻拍 上室性・心室性期外収縮
		Ib：活動電位および不応期の短縮	リドカイン，メキシレチン，アプリンジン	心室性期外収縮 心室性頻拍
		Ic：活動電位および不応期への影響少ない	フレカイニド，ピルジカイニド，プロパフェノン	心房粗動・細動 上室性頻拍 心室性頻拍
クラス II	β受容体遮断	β遮断薬 ランジオロール，プロプラノロール，アテノロール		上室性頻拍の予防 心房粗動・細動の徐拍化
クラス III	再分極過程の抑制	アミオダロン，ニフェカラント，ソタロール		致死的心室性不整脈 心房粗動
クラス IV	カルシウムチャンネルの遮断	ベラパミル，ジルチアゼム		発作性上室性頻拍 心室性頻拍 心房粗動・細動の徐拍化

問　題　　解説と解答

4.3　不整脈治療薬

●4　クラスIIIの抗不整脈薬の使用は他剤が無効で重篤な不整脈に限られる.
□
□

④ クラスIIIの抗不整脈薬は心筋の再分極を遅延させ，上室性，心室性の難治性不整脈に有効であるが，かえって重篤な不整脈を誘発する可能性があり，循環器専門医が慎重に投与すべき薬物である.

重要なくすり　**クラスIII抗不整脈薬：**アミオダロン（アンカロン），ニフェカラント（シンビット），ソタロール（ソタコール）

○

●5　すべてのカルシウムチャンネル遮断薬には，抗不整脈作用がある.
□
□

⑤ ベラパミルやジルチアゼムは上室性不整脈に有効でクラスIVの抗不整脈薬に分類されているが，ニフェジピンなどのジヒドロピリジン誘導体は心筋のカルシウムチャンネルには作用せず，抗不整脈作用はない.

重要なくすり　**クラスIV抗不整脈薬：**ベラパミル（ワソラン），ベプリジル（ベプリコール），ジルチアゼム（ヘルベッサー）

×

4.4　高血圧治療薬

●1　合併症を有さない高血圧に対して，β受容体遮断薬は治療の第一選択薬となる.
□
□

① 第一選択薬には(1)チアジド系利尿薬，(2)アンジオテンシン変換酵素（ACE）阻害薬またはアンジオテンシン受容体遮断薬，(3)カルシウムチャンネル遮断薬の3種類の中から病態に応じて1剤を選択する．十分な効果が得られないときには複数種類の薬剤の併用を行うが，それでも効果が不十分な場合は，β遮断薬，α遮断薬がさらに併用される.

参照事項　高血圧治療の段階的治療 ☞ 86頁参照

×

参照事項

■高血圧治療の段階的治療

本態性高血圧症の治療においては食事や生活習慣の改善などの一般療法からスタートし，次に1種類の降圧薬を試み，目標とする降圧効果が得られないと，他の降圧薬を加えていきます．最初に使う降圧薬は患者さんの背景や合併症を勘案して選択します．

1) 生活習慣の改善（食塩摂取制限，体重の調節，アルコールの制限，喫煙の禁止，生活の注意）
2) 薬物療法の開始（利尿薬・カルシウムチャンネル遮断薬・アンジオテンシン変換酵素阻害薬またはアンジオテンシン受容体遮断薬から選択し，まずは少量投与）
3) 作用機序の異なる降圧薬との併用（2剤また3剤）
4) 併用薬の組み合わせ変更または薬剤用量の増加
5) それでも目標血圧に達しない場合は，①β遮断薬，②α遮断薬，③アルドステロン拮抗薬の追加を考慮する

問　題　　　　解説と解答

4.4　高血圧治療薬

●2　アンジオテンシンII受容体遮断薬（ARB）は重大な副作用がなく，比較的安全な降圧薬である．
□
□

② レニンにより生成されたアンジオテンシンIIはAT_1受容体を介して血管平滑筋を収縮させ血圧を上昇させる．アンジオテンシンII産生を抑制するアンジオテンシン転換酵素（ACE）阻害薬は降圧物質ブラジキニンの分解も阻害するので，効率よく血圧を下げることになる．しかし，ブラジキニンが生体内で増加すると空咳の発生につながっていた．アンジオテンシンII受容体遮断薬は血管収縮を防ぎ，かつ空咳の発生頻度も低いため，現在使用頻度の最も高い高血圧治療薬となっている．

重要なくすり　**アンギオテンシン変換酵素阻害薬**：カプトプリル（カプトリル），エナラプリル（レニベース），リシノプリル（ロンゲス），デラプリル（アデカット），ペリンドプリル（コバシル）　**アンギオテンシンII受容体遮断薬**：ロサルタンカリウム（ニューロタン），カンデサルタンシレキセチル（ブロプレス），バルサルタン（ディオバン），テルミサルタン（ミカルディス），イルベサルタン（イルベタン），アジルサルタン（アジルバ）　○

●3　ジヒドロピリジン系のカルシウムチャンネル遮断薬の副作用には反射性の心拍数増加がある．
□
□

③ カルシウムチャンネル遮断薬では，血圧低下による反射性の心拍数増加が現れることがある．ジヒドロピリジン系ではないジルチアゼムには心筋抑制作用があるので，血圧低下に伴う反射性の心拍数増加は生じ難い．

重要なくすり　**カルシウムチャンネル遮断薬**：アムロジピン（アムロジン），ニフェジピン（アダラート），ニカルジピン（ペルジピン），ニトレンジピン（バイロテンシン），ニルバジピン（ニバジール），ジルチアゼム（ヘルベッサー），ベニジピン（コニール）　○

問　題　　　解説と解答

4.4　高血圧治療薬

●4　α_1遮断薬は心筋を抑制し，心拍出量を低下させることにより血圧を下げる．
□
□

④　α_1遮断薬は血管平滑筋のα_1受容体を遮断し，交感神経刺激による血管収縮を抑制し，血管を拡張させ血圧を下げる．投与初期や用量増加時に急激に血圧が低下し，失神や意識消失をきたすことがあるので，徐々に増量していく必要がある．一方，α_2作動薬は中枢神経系内の血管運動中枢におけるα_2受容体を刺激して，交感神経インパルスの放出を抑制して交感神経系の活動性を低下させ，その結果，血圧を低下させる．

重要なくすり　α_1遮断薬：ウラピジル（エブランチル），ブナゾシン（デタントール），ドキサゾシン（カルデナリン）　α_2作動薬：クロニジン（カタプレス），メチルドーパ（アルドメッド），グアナベンズ（ワイテンス）

●5　β遮断薬は末梢動脈を拡張させて血圧を低下させる．
□
□

⑤　β遮断薬は末梢血管をむしろ収縮させる．降圧機序は十分解明されていないが，心筋収縮の抑制，レニン分泌の抑制，中枢血圧調節機構への作用などが関係していると考えられている．喘息，心不全，末梢循環不全，糖尿病などの合併症をもつ症例に使用するときは副作用に十分注意する必要がある．

参照事項　β遮断薬の副作用 ☞ 89頁参照

重要なくすり　β遮断薬：アテノロール（テノーミン），プロプラノロール（インデラル），ベタキソロール（ケルロング），ピンドロール（カルビスケン），カルテオロール（ミケラン）

問　題　　　解説と解答

4.5　脂質異常症治療薬

●1　プラバスタチンは消化管からのコレステロールの吸収を妨げる．
□
□

① プラバスタチンなどのいわゆるスタチン系治療薬は，肝臓および小腸のHMG-CoA還元酵素を阻害してコレステロール生合成を抑制し，血中コレステロールレベルを速やかに，かつ強力に低下させる．陰イオン交換樹脂は胆汁酸と結合し，便中への排泄を促進させる．

×

重要なくすり　**HMG-CoA還元酵素阻害薬（スタチン系治療薬）**：プラバスタチン（メバロチン），シンバスタチン（リポバス），アトルバスタチン（リピトール），ロスバスタチン（クレストール）　**陰イオン交換樹脂**：コレスチラミン（クエストラン）

参照事項

■β遮断薬の副作用

β遮断薬は循環器疾患に広く使用されていますが，使用にあたっては下記の有害作用が現れることを念頭におき，特に患者さんの合併症に注意します．

(1) 心不全の悪化
(2) 喘息の悪化
(3) レイノー症状，閉塞性動脈疾患の悪化
(4) 糖尿病での血糖降下薬による低血糖の遷延
(5) 中枢性副作用（鎮静，抑うつ，疲労感，頭痛，幻覚，不眠症，人格変化など）
(6) 急激に使用中止した際のdiscontinuation syndrome（狭心症の悪化，急性心筋梗塞）

問　題　　　　解説と解答

4.5　脂質異常症治療薬

●2　スタチン系治療薬の注意すべき有害作用は横紋筋融解症である．
□
□

② スタチン系治療薬投与中に横紋筋融解症が現れることがある，筋肉痛と脱力感に急激な腎機能悪化を伴う重篤な有害作用である．フィブラート系薬，免疫抑制薬，ニコチン酸などと併用すると現れやすい．また，高齢者や甲状腺機能低下症患者でも現れやすい．

○

●3　フィブラート系薬剤はコレステロールの生合成を強力に抑制する．
□
□

③ フィブラート系薬剤は肝臓に発現する転写因子（ペルオキシゾーム増殖剤応答性受容体-α：PPARα）を活性化させて肝臓での脂肪酸合成を抑制し，さらに脂肪酸酸化亢進作用によって中性脂肪（トリグリセリド）の生合成を低下させる．スタチン系治療薬と併用すると横紋筋融解症や腎機能の悪化を発生させることもあるため，注意が必要となる．近年，選択的にPPARαを活性化させ，強力な中性脂肪低下作用と肝障害低減を期待できる薬物が利用されている．

×

重要なくすり　**フィブラート系薬：**クロフィブラート，フェノフィブラート（リピディル），クリノフィブラート（リポクリン），ベザフィブラート（ベザトール）　**PPAR α モジュレーター：**ペマフィブラート（パルモディア）

問　題　　解説と解答

4.5　脂質異常症治療薬

●4　エゼチミブはコレステロールの尿中排泄を促進させる作用がある.
□
□

④ エゼチミブは小腸コレステロールトランスポーターに作用して，胆汁性および食事性コレステロールの小腸からの吸収を選択的に阻害する.

重要なくすり　**小腸コレステロールトランスポーター阻害剤**：エゼチミブ（ゼチーア），HMG-CoA還元酵素阻害薬との配合剤（アトーゼット，ロスーゼット）　×

●5　PCSK9阻害薬はLDL（low density lipoprotein）コレステロールを低下させる作用がある.
□
□

⑤ PCSK9が活性化すると肝細胞表面のLDL受容体が減少し，循環血液中のLDL-コレステロール濃度が上昇する．逆にPCSK9を阻害するとLDL-コレステロールの肝細胞内への取り込みを促進する作用が期待できる．家族性高コレスレロール血症の治療薬としても期待されている．家族性高コレスレロール血症の治療薬には，ミクロソームトリグリセリド転送タンパク質（MTP）を阻害する薬も用いられている.

重要なくすり　**PCSK9阻害剤**；エボクロマブ（レパーサ）　**MTP阻害剤**：ロミタピド（ジャクスタピッド）　○

●6　不飽和脂肪酸は中性脂肪を低下させる作用がある.
□
□

⑥ イコサペント酸エチル（EPA）が属する多価不飽和脂肪酸は肝臓での超低比重リポタンパク質の合成を抑制して血中中性脂肪値を低下させ，結果として血清総コレステロール値を低下させる.

重要なくすり　**多価不飽和脂肪酸**：イコサペント酸エチル（エパデール），ω3-脂肪酸エチル（ロトリガ）　○

4.6 利尿薬

●1 チアジド系利尿薬は副作用として低カリウム血症をきたす．
□
□

① チアジド系利尿薬はナトリウム排出だけでなくカリウムの尿中排出を促進するため，低カリウム血症をきたす．そのほか，血糖の上昇，高尿酸血症，光線過敏症が重要な有害作用である．しかし，チアジド系利尿薬は降圧効果も強く，安価であるので，高血圧治療の第一選択薬のひとつである．

重要なくすり　チアジド系利尿薬：ヒドロクロロチアジド，トリクロルメチアジド（フルイトラン）　○

●2 浸透圧性利尿薬は，眼圧降下作用を示す．
□
□

② 糸球体から濾過されるが，尿細管で再吸収されにくいイソソルビドなど浸透圧利尿薬は，尿細管内の浸透圧を上昇させ，水の再吸収を抑制し，利尿効果を示す．また，血清浸透圧も高まるので，細胞内液量も減少させ，眼内圧や頭蓋内圧も低下する．緑内障や頭蓋内圧亢進症にも用いる．

重要なくすり　浸透圧利尿薬：イソソルビド（イソバイド），グリセリン（グリセオール），マンニトール（マンニットール）　○

●3 アセタゾラミド投与により尿は酸性化する．
□
□

③ アセタゾラミドは近位尿細管において炭酸脱水酵素を阻害し，ナトリウムイオンの再吸収を抑制して尿量が増加する．同時に，重炭酸の尿中排泄が増加するため尿はアルカリ化する．

重要なくすり　炭酸脱水酵素阻害薬：アセタゾラミド（ダイアモックス）　×

問　題　　解説と解答

4.6 利尿薬

●4　最も強力な利尿効果を示すのはループ利尿薬である.
□
□

④ 尿細管のヘンレのループ上行脚でのナトリウム再吸収機構を阻害して，強力な利尿効果を示す．その強力な利尿効果による有害作用（脱水，電解質異常，血栓塞栓症）に注意が必要である．降圧効果は強くない．

重要なくすり　**ループ利尿薬：** フロセミド（ラシックス），トラセミド（ルプラック），アゾセミド（ダイアート）　○

●5　カリウム保持性利尿薬は低カリウム血症をきたさないので利尿薬の第一選択薬である.
□
□

⑤ カリウム保持性利尿薬は，利尿作用は弱いが，他の利尿薬による低カリウム血症を防止できるので，補助的に併用される．

重要なくすり　**カリウム保持性利尿薬：** カンレノ酸カリウム（ソルダクトン），トリアムテレン（トリテレン）　×

●6　バソプレシン受容体を遮断すると心不全の症状を改善することができる.
□
□

⑥ 抗利尿ホルモンのバソプレシンの受容体であるバソプレシンV_2受容体を遮断すると，腎集合管での水再吸収阻害により利尿作用を呈する．これによって他の利尿薬で効果不十分な心不全による体液貯留や浮腫を改善することができる．

重要なくすり　**バソプレシンV_2受容体遮断薬：** トルバプタン（サムスカ）　○

問　題　　　解説と解答

4.7　血液に作用する薬物

1　貧血治療薬

●1　巨赤芽球性貧血（悪性貧血）には鉄製剤が有効である．
□
□

① 巨赤芽球性貧血は，ビタミンB_{12}または葉酸の欠乏によって起こるため，これらの補充が必要である．ビタミンB_{12}はDNA合成に不可欠な補酵素であり，葉酸は赤血球の成熟に関与するビタミンである．

×

重要なくすり **鉄剤**：硫酸鉄（フェロ・グラデュメット），フマル酸第一鉄（フェルム），クエン酸第一鉄（フェロミア）　**ビタミンB_{12}**：シアノコバラミン，メコバラミン（メチコバール）　**葉酸**：葉酸（フォリアミン）

●2　胃切除後の貧血の予防にはビタミンB_{12}の注射や鉄剤の経口投与を行う．
□
□

② ビタミンB_{12}の吸収には，胃の内因子が不可欠であるため，胃切除後にビタミンB_{12}不足による巨赤芽球貧血となる．また胃酸分泌減少で鉄の吸収も悪くなり鉄欠乏性貧血も現れる．

○

●3　エリスロポエチンは腎臓から分泌される赤血球産生を刺激するホルモンである．
□
□

③ エリスロポエチンは腎臓で生成・分泌されるホルモンであり，強力な赤血球増加作用をもつ．腎性貧血に用いるほか，自己血輸血のための採血の前に用いられる．重篤な副作用としてショック，高血圧性脳症，血栓症（脳梗塞）がある．エリスロポエチンは週3回投与する必要があるが，誘導体であるダルベポエチンアルファ，エポエチンベータペゴルは血中半減期が長く，投与回数が週1回～2週に1回でよい．

○

重要なくすり **エリスロポエチン製剤**：エポエチンアルファ（エスポー），エポエチンベータ（エポジン），ダルベポエチンアルファ（ネスプ），エポエチンベータペゴル（ミルセラ）

問　題　　　解説と解答

4.7　血液に作用する薬物

●4　急速に鉄欠乏性貧血を改善する必要がある場合，非経口鉄剤を用いる.
□
□

④ 鉄剤は，原則として経口剤を用いるが，消化器症状が強い場合，急速に貧血を改善する必要がある場合，潰瘍性大腸炎，消化性潰瘍などの疾患がある場合などには静注剤を用いる．ショックを起こす可能性があるので2分以上かけて静注する．

重要なくすり　注射用鉄剤：含糖酸化鉄（フェジン）

○

●5　鉄剤はお茶や食事と一緒に服用しても効果に影響はない.
□
□

⑤ 鉄剤をお茶や食事と一緒に服用しても吸収に影響はない．制酸薬やテトラサイクリン系抗生物質と併用すると吸収が悪くなる．経口鉄剤では吸収されなかった鉄が便に混ざり，黒色便となって排泄される．

○

●6　腎性貧血の治療にHIF-PH阻害剤が有効である.
□
□

⑥ 細胞への酸素供給が低下することで産生される低酸素誘導転写因子（HIF）は腎臓でのエリスロポエチン産生に関与しているが，このHIFはプロリン水酸化酵素含有蛋白質（PH）によって分解される．HIF-PHの働きを阻害すると，エリスロポエチンの産生が増加する．

重要なくすり　HIF-PH阻害剤：ロキサデュスタット（エベレンゾ），タプロデュスサット（ダーブロック），バダデュスサット（バフセオ），エナロデュスサット（エナロイ），モリデュスタット（マスーレッド）

○

問　題　　解説と解答

4.7 血液に作用する薬物

2 白血球系疾患治療薬

●1 好中球減少症治療には<u>G-CSF</u>が用いられる。
□
□

① G-CSF（顆粒球コロニー刺激因子）は顆粒球系幹細胞に作用し，好中球の産生を促進するとともに，好中球の機能を亢進させる．再生不良性貧血，癌化学療法や骨髄移植の際に用いる．また，フィルグラスチムのN末端にポリエチレングリコールを結合させたペグフィルグラスチムは血中半減期が長い．

重要なくすり **G-CSF製剤**：フィルグラスチム（グラン），レノグラスチム（ノイトロジン），ペグフィルグラスチム（ジーラスタ）

○

●2 G-CSFは<u>経口</u>で投与する．
□
□

② G-CSFは174個のアミノ酸からなる糖蛋白質で経口ではまったく吸収されない．皮下投与もしくは点滴静注で投与する．

×

3 抗凝固薬

●1 ヘパリンは出血性のある胃潰瘍，血液病の患者に<u>用いてはならない</u>．
□
□

① ヘパリンを出血性の患者に与えると，出血傾向が強度になり危険である．治療中に鼻出血，その他の出血がみられたら，すぐに投与を中止する．過剰投与により血液凝固時間が延長した場合は，拮抗薬である硫酸プロタミンを静脈内投与する．ヘパリンは経口投与では無効であり，かつ生体半減期も短いため，点滴静脈投与で用いる．

重要なくすり **ヘパリン製剤**：ヘパリンカルシウム（ヘパリンCa），ヘパリンナトリウム（ヘパリンNa，ヘパフラッシュ）

○

問　題　　解説と解答

4.7　血液に作用する薬物

●2　血管内凝固症候群の治療にヘパリンが有効である.
□
□

② 血管内凝固症候群（DIC：disseminated intravascular coagulation）は血液の凝固性が異常に高まった状態で，血管内に微細な血栓が多発して循環障害が生じ，副次的に臓器不全や出血傾向が現れる．過剰な血液凝固を防ぐためヘパリンが一般的に用いられる．その他に低分子量ヘパリン（通常のヘパリンの分子量は15,000程度，低分子ヘパリンは5,000程度）やトロンビン生成抑制を目的として第Va VIIIa因子を不活性化する遺伝子組換え型トロンボモジュリン製剤を用いる.

重要なくすり DIC治療薬：ダルテパリン（フラグミン），パルナパリン（ローヘパ），ダナパロイド（オルガラン），トロンボモデュリンアルファ（リコモジュリン）

○

●3　ワルファリンは静脈内注射する.
□
□

③ ワルファリンは消化管から吸収されるので経口で用いられる．肝臓でのビタミンKの代謝を阻害し，ビタミンKに依存したプロトロンビンなど凝固因子の生成を抑えることで，凝血時間を延長する．一定の作用が現れるには3〜4日間の時間を要する．また，半減期が長いため，服用を中止しても効果はすぐには消えない．ワルファリンの作用機構は体内でのビタミンKへの拮抗であるため，生体内でないと作用しない.

重要なくすり 経口抗凝固薬

×

クマリン誘導体：ワルファリン（ワーファリン，ワルファリンK）

問　題　　解説と解答

4.7　血液に作用する薬物

●4　EDTAは体外で使用する抗凝固薬である.
□
□

④ 血液検査で採取した血液はそのまま放置しておくと血球が凝固して血餅となる．血液凝固因子の活性に必要となるカルシウムイオンを除去するため，採血管にEDTAをキレート剤として添加しておく．これにより血液の流動性を維持し，血球数測定や生化学的検査を可能とする．EDTAの他にクエン酸にも同様の効果がある．

○

●5　直接第Xa因子阻害薬を投与している患者は手術前2週間以上休薬する必要がある.
□
□

⑤ 血液凝固因子のXa因子を直接的に阻害することで，トロンビン生成を強力に抑制され，最終的にフィブリンによる血栓形成を抑える抗凝固作用を呈する．直接作用型経口抗凝固薬（Direct Oral Anticoagulants）を略してDOACと呼ばれる．このタイプの薬は生体内半減期が5～10時間程度のものが多いため，手術1～4日前からの休薬で対応することが多い．

×

重要なくすり　**直接トロンビン阻害薬**：ダビガトラン（プラザキサ）　**直接第Xa因子阻害薬**：エドキサバン（リクシアナ），リバーロキサバン（イグザレルト），アピキサバン（エリキュース）

問　題　　解説と解答

4.7　血液に作用する薬物

4　抗血小板薬

●1　アスピリンの血小板凝集抑制作用は投与量に依存しない.
□
□

① 低用量のアスピリンでは血小板内シクロオキシゲナーゼが抑制され血小板でのトロンボキサンA_2産生が減少して，結果として血小板の凝集が妨げられる．しかし，高用量になると抗血栓作用を有するプロスタグランジンI_2の産生も抑制されるため，むしろ血栓が形成されるようになる．投与量には注意が必要である．

×

●2　チクロピジンは投与開始2カ月以内に重大な有害作用が発現することがある.
□
□

② チクロピジンは血小板に発現するアデノシン2リン酸（ADP）受容体を抑制して血小板内cAMP産生を高めることで，アスピリンよりも強力に血小板凝集抑制作用が生じる．チクロピジンでは血小板減少性紫斑病，無顆粒血症，重篤な肝障害が発症し，死に至ることもあるので，投与開始後2カ月までは定期的に血液検査，肝機能検査を行う．

○

重要なくすり　**経口血小板凝集抑制薬**：アスピリン（バイアスピリン，バファリン），チクロピジン（パナルジン），クロピドグレル（プラビックス），プラスグレル（エフィエント），ベラプロスト（ドルナー，プロサイリン），チカグレロル（ブリリンタ）

問　題	解説と解答

4.7　血液に作用する薬物

●3　アスピリンやチクロピジンは虚血性脳血管障害（脳梗塞）の予防に用いる．
□
□

③ 脳梗塞の発症予防には，アスピリンが第一選択でチクロピジンは第二選択薬である．しかし，両薬剤とも脳梗塞の発症予防率は20〜30％程度に過ぎない．また，イコサペント酸（EPA）が血小板凝集抑制作用を有することがわかり，そのエチルエステルが動脈硬化や心筋梗塞・脳梗塞など閉塞性血管障害脳梗塞の予防に用いられる．

重要なくすり　**イコサペント酸エチル製剤**：イコサペント酸エチル（エパデール）　○

5　血栓溶解薬

●1　ウロキナーゼはt-PAに比べ，副作用である出血が問題となる．
□
□

① ヒト尿由来製剤のウロキナーゼは，プラスミノーゲンをプラスミンに変換し，血栓の主成分であるフィブリンを分解する．フィブリンに対する親和性が，組織プラスミノーゲン活性化因子（tissue-plasminogen activator；t-PA）に比べ低いため，治療効果を上げるためには大量投与が必要となる．そのため出血性脳梗塞などの副作用が問題となる．

重要なくすり　**血栓溶解薬**：ウロキナーゼ（ウロナーゼ）　○

●2　組織プラスミノーゲン活性化因子は陳旧性心筋梗塞の血栓溶解に用いる．
□
□

② 組織プラスミノーゲン活性化因子（t-PA）は発症後6時間以内の急性心筋梗塞における冠動脈血栓の溶解に用いる．

重要なくすり　**t-PA製剤**：モンテプラーゼ（クリアクター），アルテプラーゼ（アクチバシン，グルトパ）　×

問　題　　　　解説と解答

4.7　血液に作用する薬物

6　止血薬

●1　抗プラスミン薬は線溶を抑制することによる止血作用がある．
□
□

① 血中プラスミノーゲンから生成されるプラスミンには，血栓を溶解する作用がある．アレルギー，炎症，あるいは手術時にはプラスミンが活性化され，出血しやすくなる．このプラスミンの作用を阻止し，フィブリンの分解，つまり線溶を妨げることで出血を止めるのが抗プラスミン薬である．

(重要なくすり) **抗プラスミン薬**：トラネキサム酸（トランサミン）

○

●2　新生児出血の予防にビタミンCが有効である．
□
□

② 新生児のビタミンK欠乏症が頭蓋内出血の原因として注目されており，ビタミンKが予防的にシロップ製剤の形で投与される．

(重要なくすり) **ビタミンK製剤**：フィトナジオン（カチーフN，ケーワン），メナテトレノン（ケイツー）

×

●3　外用止血剤は外科手術時における止血や褥瘡治療に用いる．
□
□

③ 外用止血剤は出血部位に局所的に用いる．脳外科手術で視神経および視交叉周囲に用いる場合には，圧迫による視力障害の可能性があるので注意が必要である．

(重要なくすり) **外用止血剤**：アルギン酸ナトリウム（アルト），ゼラチン（スポンゼル，ゼルフォーム），酸化セルロース（サージセル），トロンビン

○

問　題　　解説と解答

4.7　血液に作用する薬物

●4　第VII因子，第VIII因子，第IX因子，第XIII因子などの凝固因子製剤は出血傾向のあるさまざまな病態の治療に広く利用される.
□
□

④ 凝固因子製剤は血友病A（第VIII因子欠乏），血友病B（第IX因子欠乏），第XIII因子欠乏症など，原則としてそれぞれの先天的凝固因子欠乏症の治療に用いる．ヒトの血液を材料とする血液製剤（血漿からそれぞれの成分を分離した血漿分画製剤）または遺伝子組換えによる製剤が用いられる．

×

●5　抗凝固薬を投与された患者が大量の鼻出血した場合，止血目的でアドレナリンが用いられる.
□
□

⑤ 副腎髄質ホルモンであるアドレナリンはその血管収縮作用を利用して，耳鼻咽喉科領域における粘膜充血・腫脹・出血に用いられる．鼻出血の場合は，アドレナリン溶液を含ませたタンポンを鼻腔内に挿入して圧迫止血する．抗凝固薬による出血には効果がなく，特異的中和剤が用いられる．

×

重要なくすり　直接トロンビン阻害剤中和薬：イダルシズマブ（プリズバインド）
直接第Xa因子阻害薬中和薬：アンデキサネットアルファ（オンデキサ）

問　題　　解説と解答

5. 消化器疾患治療薬

5.1 健胃消化薬

●1　健胃薬は，食欲不振の第一選択薬である．
□
□

① 健胃薬は消化腺分泌を亢進させ，消化機能，食欲を増進させる薬と定義され，苦味薬，芳香薬，辛味薬など，反射的な唾液・消化液分泌を期待される薬物が含まれる．健胃薬は食欲不振に有効であるとの臨床的なエビデンスに乏しいので，漫然と長期に用いるべきではなく，食欲不振の原因を探るべきである．

重要なくすり　**健胃薬**：ゲンチアナ，センブリ，ホミカ，ケイヒ，トウヒ，ウイキョウ，ハッカ油

×

●2　消化薬は酵素製剤である．
□
□

② 消化薬はジアスターゼ，パンクレアチンなどの消化酵素の製剤である．

重要なくすり　**消化酵素**：ジアスターゼ，パンクレアチン

○

●3　胃の消化酵素であるペプシンは，胃酸分泌が低下すると活性が低下するため，無酸症，胃酸欠乏症には希塩酸を投与する．
□
□

③ 胃粘膜から分泌されるペプシノゲンは塩酸により活性型のペプシンに転化する．したがって，無酸症，胃酸欠乏症には希塩酸を投与する．ペプシンの酵素活性はpH2前後で最大に達する．

重要なくすり　**胃低酸症・無酸症治療薬**：含糖ペプシン，希塩酸，塩酸リモナーデ

○

問　題　　　　解説と解答

5.1　健胃消化薬

●4　総合消化酵素製剤はヒトの消化酵素を製剤化したものである．
□
□

④ 総合消化酵素製剤はウシやブタの酵素（タンパク質）を使用しているものがあり，これらはヒトにとっては異種蛋白である．したがって，まれに過敏症として，服用後，くしゃみ，流涙，皮膚発赤，発疹などが現れることがある．胃溶性と腸溶性顆粒を配合している製剤の場合，噛まずにそのまま服用するよう指導する．

重要なくすり　**総合消化酵素製剤**：タフマック，ベリチーム，フェルターゼ

×

●5　メトクロプラミドなどの胃腸運動調整薬は胃運動を促し，内容物を速やかに移動させる．
□
□

⑤ メトクロプラミドなどは，胃腸運動調整効果が期待できる一方，ドーパミンD_2受容体遮断作用による有害作用として錐体外路症状を生じやすいため，注意して使用する．消化管上のセロトニン5-HT_4受容体を刺激することで，間接的にアセチルコリン神経系を活性化させ消化管運動を亢進させるモサプリドも使用されている．

重要なくすり　**胃腸機能調整薬**：メトクロプラミド（プリンペラン），ドンペリドン（ナウゼリン），イトプリド（ガナトン），トリメブチン（セレキノン），モサプリド（ガスモチン）

○

問　題　　　解説と解答

5.2 消化性潰瘍治療薬

●1　胃では食物を消化するため主細胞から塩酸を分泌している.
□
□

① 胃では主細胞から蛋白分解消化酵素のペプシン，壁細胞から塩酸を分泌する．胃や十二指腸の粘膜は絶えず消化酵素や塩酸の攻撃を受けており，防御機構が十分働かなくなった場合に消化性潰瘍が発症する．

×

(重要なくすり) **制酸薬**：炭酸水素ナトリウム，ケイ酸アルミニウム，炭酸カルシウム，水酸化アルミニウムゲル，水酸化マグネシウム（ミルマグ）

●2　ヒスタミン，アセチルコリン，ガストリンはすべて胃酸分泌を抑制する.
□
□

② 胃酸の分泌を促進するヒスタミン，アセチルコリン，ガストリンは消化性潰瘍の攻撃因子である．これらの因子の作用を阻害するヒスタミンH_2受容体遮断薬，ムスカリンM_1受容体遮断薬および胃酸分泌そのものを抑えるプロトンポンプ阻害薬が消化性潰瘍の治療に用いられる．現在，直接ガストリン受容体を抑制する薬物は上市されていない．

×

(重要なくすり) **H_2遮断薬**：シメチジン（タガメット），ファモチジン（ガスター），ロキサチジン（アルタット），ニザチジン（アシノン），ラフチジン（プロテカジン）　**ムスカリン受容体遮断薬**：ピレンゼピン，チキジウム（チアトン）

問　題　　解説と解答

5.2　消化性潰瘍治療薬

●3　胃粘膜を保護する被覆剤，胃粘液分泌を促進する薬物，胃粘膜血流量を増加させる薬物は防御因子増強薬として，消化性潰瘍治療に用いられる．
□
□

③ 胃粘膜防御因子増強薬は，スクラルファートやアズレンの粘膜被覆作用，プロスタグランジン誘導体および胃粘膜プロスタグランジン合成促進薬の粘液分泌増進および胃粘膜血流増加作用により，防御因子を強化し，消化性潰瘍の治療に有効である．

○

重要なくすり　**粘膜被覆薬**：スクラルファート（アルサルミン），アズレン（アズノール），アルジオキサ（アランタ），エグアレン（アズロキサ）　**プロスタグランジン関連薬物**：テプレノン（セルベックス），レバミピド（ムコスタ），ソファルコン（ソロン），ベネキサート（ウルグート），ミソプロストール（サイトテック），エカベト（ガストローム）

●4　プロトンポンプ阻害薬の酸分泌抑制作用はH_2受容体遮断薬より弱い．
□
□

④ プロトンポンプ阻害薬は，胃酸分泌機構の最後のステップであるプロトンポンプ（H^+，K^+-ATPアーゼ）を阻害するので胃酸分泌に強力に拮抗し，H_2受容体遮断薬に抵抗性の消化性潰瘍にも有効である．従来から用いられているオメプラゾールやランソプラゾールは酸による活性化が必要で，作用発現まで初回投与後数日の期間を要した．その後，開発されたボノプラザンはカリウムイオンに競合して可逆的にプロトンポンプを阻害するため，酸による活性化を必要とせず，作用発現が速やかに現れるのが特徴である．

×

重要なくすり　**プロトンポンプ阻害薬**：オメプラゾール（オメプラール），ランソプラゾール（タケプロン），ラベプラゾール（パリエット），エソメプラゾール（ネキシウム），ボノプラザン（タケキャブ）

問　題　　　解説と解答

5.2　消化性潰瘍治療薬

●5　再発する消化性潰瘍ではヘリコバクター・ピロリ菌の除菌が必要であることが多い.
□
□

⑤ ヘリコバクター・ピロリ菌は胃粘膜に生息するグラム陰性らせん状桿菌であり，菌の持つ高いウレアーゼ活性が再発性，難治性の消化性潰瘍の発生と関係する．除菌にはプロトンポンプ阻害剤と2種類の抗生物質（アモキシシリン，クラリスロマイシン）の3剤併用療法を用いる．クラリスロマイシン耐性菌が増加しているが，プロトンポンプ阻害薬のボノプラザンを併用すると90%近い奏効率をえられるとの報告がある．併用される薬をパック化して市販されている．

重要なくすり　ヘリコバクター・ピロリ除菌薬：ラベプラゾール・アモキシシリン・クラリスロマイシン（ラベキュアパック），ラベプラゾール・アモキシシリン・メトロダニゾール（ラベファインパック），ボノプラザン・アモキシシリン・クラリスロマイシン（ボノサップパック）

○

●6　精神的ストレスによる潰瘍の場合，向精神病薬のスルピリドの投与が有効である.
□
□

⑥ 不安やストレスによる中枢神経の興奮は，副腎皮質ホルモンの分泌，迷走神経興奮などにより消化性潰瘍を形成する．このような症例では，向精神作用のあるスルピリドを用いると効果が現れる場合がある．

○

問　題　　　解説と解答

5.2　消化性潰瘍治療薬

●7　鎮痙薬とは副交感神経系のニコチン受容体を遮断する薬物である.
□
□

⑦ 副交感神経はムスカリン受容体を介して消化管の運動と機能を亢進させる.これを抑制する鎮痙薬はムスカリン受容体遮断薬(抗コリン薬)であり,腹痛や下痢,胃酸分泌抑制に効果があり,主として中枢作用の少ない第四級アンモニウム誘導体を用いる.胆石や腎結石による疝痛には鎮痙薬単独では効果が弱く,麻薬性鎮痛薬と併用することがある.ただし,麻薬性鎮痛薬(オピオイド薬)は胆道を痙縮させるので,かえって胆石による痛みを悪化させることがあるため,注意が必要である.

×

(重要なくすり) ムスカリン受容体遮断薬:アトロピン,ブチルスコポラミン(ブスコパン),ブトロピウム(コリオパン),メチルスコポラミン(ダイピン),ロートエキス,プロパンテリン(プロ・バンサイン),ピペリドレート(ダクチル)

5.3　制 吐 薬

●1　ドーパミンD_2受容体遮断薬は延髄の化学受容器引き金帯(CTZ)に作用して,嘔吐反射を抑える.
□
□

① D_2受容体遮断薬は嘔吐反射を抑えるほかに,胃運動の促進作用もあり,胃内容物の停滞による不定愁訴にも有効である.副作用としての錐体外路症状に注意が必要である.逆に,D_2作動薬のアポモルヒネはCTZを刺激して嘔吐を起こす催吐薬である.

○

参照事項　悪心・嘔吐の原因と治療薬物 ☞ 109頁参照

(重要なくすり) D_2受容体遮断薬系制吐薬:メトクロプラミド(プリンペラン),ドンペリドン(ナウゼリン),プロクロルペラジン(ノバミン)

参照事項

■悪心・嘔吐の原因と治療薬

悪心・嘔吐はさまざまな原因により生じる反射で，一種の生体防御機構です．表のとおり，原因により治療薬を選択します．

悪心・嘔吐の原因	悪心・嘔吐の出現する体内機構	治療薬
食中毒，抗癌剤，放射線	消化管粘膜刺激 →セロトニン遊離 →迷走神経求心路 →脳内嘔吐中枢刺激	$5\text{-}HT_3$受容体遮断薬（オンダンセトロン，グラニセトロン） （アプレピタント） NK_1受容体遮断薬
加速度刺激（乗物酔） 微小重力環境（宇宙酔）	前庭神経 位置感覚情報の混乱	抗ヒスタミン薬（ジフェンヒドラミン，ジメンヒドリナート） 覚醒剤（アンフェタミン） 中枢性ムスカリン遮断薬（スコポラミン）
血中の化学物質・代謝物質	延髄最後野のCTZ化学受容器 →D_2受容体刺激	D_2受容体遮断薬（ドンペリドン，メトクロプラミド）
情動刺激（不快な視聴覚刺激）・精神的要因	情動反応	精神安定薬
脳腫瘍，脳炎，脳内出血	脳圧亢進	脳圧降下薬

CTZ（Chemoreceptor Trigger Zone）：化学受容器引き金帯

問　題　　　解説と解答

5.3 制吐薬

●2 □□ 抗悪性腫瘍薬や放射線治療によって生じる悪心・嘔吐は，消化管粘膜細胞の傷害により放出されたヒスタミンが主な原因である．

② 抗悪性腫瘍薬や放射線により生じる悪心・嘔吐は，消化管粘膜の傷害によって放出されたセロトニンがセロトニン5-HT$_3$受容体を介して迷走神経求心路を刺激することで生じる．5-HT$_3$受容体遮断薬により予防することができる．また，サブスタンスPの受容体であるニューロキニンNK$_1$受容体遮断薬にも抗悪性腫瘍薬による悪心・嘔吐を改善する作用がある．抗精神病薬のオランザピンも用いられている．

×

重要なくすり　5-HT$_3$受容体遮断薬系制吐薬：グラニセトロン（カイトリル），オンダンセトロン，アザセトロン，ラモセトロン（ナゼア），パロノセトロン（アロキシ）　NK$_1$受容体遮断薬系制吐薬：アプレピタント（イメンド），ホスアプレピタント（プロイメンド）　抗精神病薬：オランザピン（ジプレキサ）

●3 □□ 動揺病（乗り物酔い）の治療にはヒスタミンH$_2$受容体遮断薬が有効である．

③ 動揺病に対してはジメンヒドリナート，ジフェンヒドラミンなどのヒスタミンH$_1$受容体遮断薬が有効である．ヒスタミンH$_2$受容体遮断薬は消化性潰瘍の治療に用いる．

×

重要なくすり　H$_1$受容体遮断薬系制吐薬：ジメンヒドリナート（ドラマミン），ジフェンヒドラミン（トラベルミン）

●4 □□ 胃炎や胃潰瘍に伴う胃部不快感による吐き気に，胃粘膜局所麻酔作用をもつ薬物が有効である．

④ 胃粘膜局所麻酔作用をもつ薬物は胃炎や胃潰瘍に伴う胃部不快感による吐き気に有効であるが，局所麻酔効果による口内のしびれ感が残ることがあるので，速やかに飲み下すよう指導する．

○

重要なくすり　粘膜局所麻酔薬：オキセサゼイン（ストロカイン），アミノ安息香酸エチル（アネステジン）

問　題	解説と解答

5.3 制吐薬

●5　制吐薬による治療は<u>対症療法</u>であり，原因を探ることが最も重要である．
□
□

⑤ 制吐薬を用いて<u>対症的</u>に悪心・嘔吐を抑えることは患者のQOL向上に重要であるが，常に悪心・嘔吐を引き起こす<u>病因</u>を探り，それによりもたらされた脱水や電解質異常などの<u>病態</u>を考察し，最適な治療の選択を心がけねばならない．

○

5.4 止痢薬

●1　収斂薬は粘膜表面蛋白と結合し不溶性の皮膜を形成して粘膜保護と消炎作用を示し，<u>止痢作用</u>が現れる．
□
□

① 収斂薬である<u>ビスマス</u>や<u>タンニン酸</u>には止痢作用がある．<u>次硝酸ビスマス</u>は連用による<u>神経障害</u>に注意が必要である．

（重要なくすり）収斂薬：次硝酸ビスマス，タンニン酸アルブミン（タンナルビン）

○

●2　<u>ケイ酸アルミニウム</u>は腸内殺菌作用により下痢を抑制する．
□
□

② 制酸薬であるケイ酸アルミニウムには<u>吸着効果</u>があり，細菌毒素を吸収して便として<u>排出する</u>作用がある．栄養物質も吸着される恐れがあるので，<u>連用</u>は避ける必要がある．

（重要なくすり）吸着薬：ケイ酸アルミニウム（アドソルビン）

×

問　題　　解説と解答

5.4 止痢薬

●3　下痢の治療に用いるオピオイド薬のロペラミドは中枢神経系の副作用があるので，特に注意する必要がある．
□
□

③ ロペラミドは腸管からほとんど吸収されないため，中枢神経系の副作用を示さない．もっぱら腸管のμオピオイド受容体に作用し，蠕動運動を抑制する．

×

重要なくすり 腸運動抑制薬：ロペラミド（ロペミン）

●4　病原性大腸菌（O-157）やノロウイルスなどによる急性感染性下痢の初期に止痢薬は原則として用いない．
□
□

④ 急性感染症では病原体や毒素の排除を遅延させるので，原則として止痢薬を用いず，まず補液（水分や電解質補給）を行い，脱水による電解質異常の是正や予防を行う．

○

●5　過敏性腸症候群の治療にグアニル酸シクラーゼC受容体作動薬が用いられる．
□
□

⑤ 過敏性腸症候群は消化管の運動障害と自律神経や中枢神経系の異常により，長期に渡り腹痛・下痢・便秘を繰り返す疾患である．水分を吸収して膨潤するポリマー物質（ポリカルボフィルカルシウム）を内服すると，糞便中の水分量が調整され，適度な硬さの糞便が排泄されるようになる．便秘・下痢いずれにも治療効果を有する．制吐薬のラモセトロンも適用される．便秘型過敏性腸症候群の場合は消化管への水分分泌を増やす目的で，慢性便秘治療薬のグアニル酸シクラーゼC受容体作動薬を用いることもある．

○

重要なくすり 過敏性腸症候群治療薬：ポリカルボフィルカルシウム（コロネル，ポリフル），メペンゾラート（トランコロン），ラモセトロン（イリボー）　グアニル酸シクラーゼC受容体作動薬：リナクロチド（リンゼス）

問　題　　　　解説と解答

5.4 止痢薬

●6　潰瘍性大腸炎の治療にプロトンポンプ阻害薬が用いられる.
□
□

⑥ 潰瘍性大腸炎では大腸に限局して潰瘍が見られる．消化管粘膜で細菌感染が生じ，その局所での免疫反応や炎症反応によって潰瘍が発生すると考えられているが，詳しい発症機構は明らかではない．大腸での炎症を抑えるため，サラゾスルファピリジン，メサラジン，ステロイド薬，免疫抑制薬が用いられる．坐薬または内服薬が使用されるが，内服薬は下部消化管に到達してから薬剤が放出されるよう製剤設計されている．

×

(重要なくすり) **潰瘍性大腸炎治療薬：** サラゾスルファピリジン（サラゾピリン），メサラジン（ペンタサ，アサコール），ベタメタゾン（ステロネマ），プレゾニゾロン（プレドネマ），インフリキシマブ（レミケード），アダリムマブ（ヒュミラ），タクロリムス（プログラフ）

5.5 下　剤

●1　膨張性下剤は急性の便秘に短期間用いる.
□
□

① 膨張性下剤は繊維の多い食事摂取と同様な自然な排便促進作用を示すので，軽症の慢性便秘に用いる．効果はあまり強くない．

×

参照事項　下剤の分類 ☞ 114頁参照

(重要なくすり) **膨張性下剤：** カルボキシメチルセルロース（カルメロースナトリウム）　**浸潤性下剤：** ジオクチルナトリウムスルホサクシネート（DSS，ビーマス）　**高分子化合物：** 高分子ポリエチレングリコール（モビコール）

参照事項

■下剤の分類

従来から作用の強弱で緩下剤と峻下剤という分類が使われており，刺激性下剤が峻下剤に分類されていました．しかし，緩下剤と峻下剤の区別は厳密ではなく，多くの峻下剤は少ない用量では緩下剤として働きますので，下剤は下表のように作用機構から分類されます．

分類		薬物例
膨張性下剤		カルボキシメチルセルロース（カルメロースナトリウム）
浸透圧性下剤	塩類下剤	酸化マグネシウム，クエン酸マグネシウム，硫酸マグネシウム
	浸潤性下剤（界面活性剤）	ドクセートナトリウム（DSS）
	高分子化合物	高分子ポリエチレングリコール
刺激性下剤	アントラキノン系	センナ，センノシド
	ジフェニール系	ビサコジル，ピコスルファート
上皮機能変容薬	Clイオンチャンネル活性化薬	ルビプロストン
	グアニルサシクラーゼC受容体作動薬	リナクロチド
胆汁酸トランスポーター阻害薬		エロビキシバット

問　題　　　　解説と解答

5.5 下　剤

●2　塩類下剤は，非吸収塩を用い腸管内の浸透圧を高め水分を腸管内に貯留させることにより作用する．
□
□

② 塩類下剤は腸管から吸収されにくいマグネシウム塩を用いる．慢性便秘に有用性が高い．クエン酸マグネシウムは大腸検査や手術の前処置として用いる．

○

重要なくすり　**塩類下剤**：酸化マグネシウム，硫酸マグネシウム，クエン酸マグネシウム（マグコロール）

●3　刺激性下剤は作用が速やかで強力であるが，習慣性が生じやすい．
□
□

③ 刺激性の薬物は結腸・直腸粘膜に作用して蠕動運動を促進する．さらに，水分吸収を抑制することで瀉下作用を呈する．強力な下剤であるため，漫然と連用すると習慣性が生じる．

○

重要なくすり　**刺激性下剤**：ピコスルファート（ラキソベロン），ビサコジル（テレミンソフト），センナエキス（アローゼン，ヨーデル），センノシド（プルゼニド）

●4　アントラキノン系刺激性下剤は安全性が高いため，使用禁忌例はない．
□
□

④ 急性腹症や痙攣性便秘を有する患者，重症の硬結便のある患者が服用すると症状を増悪するため禁忌となっている．また妊婦が大量に服用すると子宮収縮を誘発し，早産・流産の危険性を招くため，使用には注意が必要である．

×

問　題	解説と解答

5.5 下　剤

5　慢性便秘症治療薬である胆汁酸トランスポーター阻害薬，グアニル酸シクラーゼC受容体作動薬，およびClイオンチャンネル活性化薬は，いずれも，消化管内の水分量を増加させる作用を持つ．

⑤ 胆汁酸トランスポーター阻害薬であるエロビキシバットは，胆汁酸の腸管での再吸収を抑制し，大腸に流入する胆汁酸の量を増加させることで，大腸内に水分および電解質を分泌させ，さらに消化管運動も亢進させて効果を発揮する．リナクロチドは腸管のグアニル酸シクラーゼC受容体を作動させた結果，腸管内への水分移動を促進し，ルビプロストンは腸管Cイオンチャンネルを活性化して消化管内へのClイオン排泄を増加させ，陰イオンの移動に伴い陽イオンのNaイオンも排泄され，腸管内浸透圧が上昇し，水分が腸管内に移動し，その結果，排便を促進する．いずれも慢性便秘の治療に用いられる．

（重要なくすり）**胆汁酸トランスポーター阻害薬**：エロビキシバット（グーフィス）　**グアニル酸シクラーゼC受容体作動薬**：リナクロチド（リンゼス）　**Clイオンチャンネル活性化薬**：ルビプロストン（アミティーザ）

5.6 肝・胆・膵疾患治療薬

1　膵炎により逸脱した膵臓の蛋白分解酵素が合併症の発現や重症化の原因となる．

① 膵炎により逸脱した蛋白分解酵素が合併症の発現や重症化の原因となるため，蛋白分解酵素阻害薬が膵炎治療に用いられる．理論的には有効と考えられるが，実際の有効性については議論のあるところである．

（重要なくすり）**蛋白分解酵素阻害薬（膵炎治療薬）**：ウリナスタチン（ミラクリッド），カモスタット（フオイパン），ガベキサート（エフオーワイ），ナファモスタット（フサン）

5.6　肝・胆・膵疾患治療薬

●2　インターフェロンはC型肝炎よりB型肝炎に有効である.
□
□

② インターフェロンはウイルス感染によって生体が産生し分泌するウイルスの増殖を抑制するサイトカインの一種であるが，特にRNAウイルス疾患に対して有効とされ，コロナウイルスやインフルエンザウイルスによる感染症の他，ウイルス性肝炎，腎癌，慢性骨髄性白血病の治療に用いられている．B型肝炎ウイルスはDNAウイルス，C型肝炎ウイルスはRNAウイルスであるので，インターフェロンはC型肝炎により有効である．

重要なくすり　**インターフェロン製剤：**インターフェロンアルファ（スミフェロン），インターフェロンベータ（フエロン），ペグインターフェロンアルファ2a（ペガシス）

×

●3　ラミブジンはB型肝炎に有効である.
□
□

③ ラミブジンはDNAポリメラーゼ阻害作用とDNA伸長停止作用を有するため，DNAウイルスであるB型肝炎ウイルスに対しても増殖抑制作用を有する．C型肝炎ウイルスに対してはDNAポリメラーゼ阻害剤の他，NS5Bポリメラーゼ阻害剤など直接ウイルス増殖を阻害する経口薬が市販されている．

重要なくすり　**抗B型肝炎ウイルス薬：**ラミブジン（ゼフィックス），アデホビル（ヘプセラ），エンテカビル（バラクルード），テノホビル（テノゼット）　**抗C型肝炎ウイルス薬：**リバビリン（レベトール），ソホスブビル（ソバルディ）

○

問　題　　　解説と解答

5.6　肝・胆・膵疾患治療薬

●4　利胆薬は肝臓からの胆汁分泌を促進する催胆薬と，胆嚢からの胆汁排泄を促進する排胆薬とに分けられる.
□□

④ 利胆薬には催胆薬と排胆薬がある．催胆薬にはウルソデオキシコール酸やケノデオキシコール酸などコレステロール誘導体があり，これらは胆石溶解作用ももつ．排胆薬にはオッディ括約筋を弛緩させるフロプロピオンがある．しかし，十分な臨床効果が得られるか否かについては議論のあるところである．

○

重要なくすり　**利胆薬**：ウルソデオキシコール酸（ウルソ），ケノデオキシコール酸（チノ），フロプロピオン（コスパノン），パパベリン，トレピブトン（スパカール）

●5　胆石による疝痛にはまずモルヒネを用いて痛みを軽減させることが重要である.
□□

⑤ モルヒネなどのオピオイド薬は胆道を攣縮させるため，かえって病態が悪化することがある．ムスカリン受容体遮断薬（抗コリン薬）を使い，胆道系の収縮を抑制した上で，激しい痛みが続くようであればオピオイド薬を併用する．

×

●6　肝不全では高アンモニア血症となり，これが肝性昏睡（肝性脳症）の原因となる.
□□

⑥ 肝不全の治療にはアンモニアを代謝的に固定するL-グルタミン酸やグルタミン酸アルギニン，消化管でのアンモニアの発生を抑制するラクツロースや腸内細菌殺菌薬を用いる．

○

重要なくすり　**肝不全による高アンモニア血症治療薬**：グルタミン酸アルギニン（アルギメート），アミノ酸配合薬（アミノレバン），ラクツロース（モニラック），ラクチトール（ポルトラック），リファキシミン（リフキシマ）

6. 内分泌・代謝疾患治療薬

6.1　糖尿病治療薬

●1　経口血糖降下薬は1型糖尿病に有効である.
□
□

① 糖尿病は膵臓β細胞から分泌されるインスリンの絶対的不足（1型糖尿病）および相対的不足（2型糖尿病）に基づく疾患である．経口血糖降下薬は絶対的インスリン欠乏による1型糖尿病には適応はない．相対的インスリン不足による2型糖尿病は，インスリン分泌の低下あるいはインスリン作用の低下（インスリン抵抗性）によるものであり経口血糖降下薬が有効である．なお，GLP-受容体作動薬はペプチドなので経口では吸収されず注射剤である．

×

参照事項　糖尿病治療薬の分類 ☞ 120頁参照

重要なくすり　糖尿病治療薬

ビグアナイド薬：ブホルミン（ジベトス），メトホルミン（メトグルコ，グリコラン）　**スルホニル尿素薬**：グリクロピラミド（デアメリン），グリクラジド（グリミクロン），グリベンクラミド（オイグルコン，ダオニール），グリメピリド（アマリール）　**インスリン抵抗性改善薬**：ピオグリタゾン（アクトス）　**速効型インスリン分泌促進薬**：テナグリニド（ファスティック），ミチグリニド（グルファスト）　**α-グルコシダーゼ阻害薬**：ボグリボース（ベイスン），アカルボース（グルコバイ），ミグリトール（セイブル）　**DPP-4阻害薬**：シタグリプチン（ジャヌビア），ビルダグリプチン（エクア），アログリプチン（ネシーナ），リナグリプチン（トラゼンタ），テネリグリプチン（テネリア），サキサグリプチン（オングリザ）　**SGLT2阻害薬**：イプラグリフロジン（スーグラ），ルセオグリフロジン（ルセフィ），カナグリフロジン（カナグル），トホグリフロジン（デルベザ）　**ミトコンドリア機能改善薬**：イメグリミン（ツイミーグ）　**GLP-1受容体作動薬**：リラグルチド（ビクトーザ），エキセナチド（バイエッタ），リキシセナチド（リキスミア），デュラグルチド（トルリシティ），セマグルチド（リベルサス）

参照事項　インスリン製剤 ☞ 122頁参照

参照事項

■糖尿病治療薬の分類

糖尿病治療薬は大きく経口か非経口（注射）かの投与法で二分されます．SGLT2阻害薬を除く経口糖尿病薬と非経口投与のGLP-1受容体作動薬はインスリン分泌能の残存する2型糖尿病に用います．1型糖尿病と重症の2型糖尿病には各種インスリン製剤を用います．糖を尿中に排泄させるSGLT2阻害薬は1型にも2型にも用いることができます．

分類		作用機構
経口糖尿病薬	ビグアナイド薬	肝臓での糖新生抑制と骨格筋での糖取込促進
	スルホニル尿素薬	カリウムチャンネル閉鎖による膵臓β細胞からのインスリン分泌促進
	速効型インスリン分泌促進薬	スルホニル尿素薬と同様に，膵臓β細胞に作用してインスリン分泌を促進するが，スルホニル尿素薬よりも吸収分解が速く速効性
	インスリン抵抗性改善薬	PPARγ活性化によるインスリン感受性の亢進
	αグルコシダーゼ阻害薬	糖代謝（二糖から単糖への分解）阻害作用による消化管での糖吸収阻害
	DPP-4阻害薬	インクレチン分解阻害によるインスリンの分泌促進
	SGLT2阻害薬	腎臓での糖再吸収阻害作用による尿への糖分泌促進
	ミトコンドリア機能改善薬	ミトコンドリア機能改善とβ細胞の血糖反応性増加に伴うインスリン分泌促進
非経口糖尿病薬	インスリン製剤	ヒトインスリン製剤で，超速効型から持効型までの製剤の違いにより作用発現と持続時間に差
	GLP-1受容体作動薬	インスリン分泌促進作用

問　題　　　解説と解答

6.1　糖尿病治療薬

●2　インスリン注射液には作用発現時間と持続時間が異なった製剤があり，病態や生活習慣に応じて製剤を選択する．
□
□

② インスリン注射液は製剤による作用発現プロフィールの差から大きく超速効型，速効型，混合型（超速効型または速効型と中間型を異なった比率で配合したもの），中間型，持効型溶解の5種類に大別される．どの製剤を選択するかは患者個人の血糖プロフィールで決定する．いずれの製剤も経口投与では消化管内で分解されて作用を示さないため，皮下注射する．

○

参照事項　インスリン製剤 ☞ 122頁参照
インスリン製剤の販売名 ☞ 123頁参照

重要なくすり　インスリン製剤

超速効型：インスリンアスパルト（ノボラピッド），インスリンリスプロ（ヒューマログ）　**速効型**：ヒトインスリン（ヒューマリンR）　**混合型**：ヒト二相性イソフェンインスリン（ノボリン30R），二相性プロタミン結晶性インスリンアナログ水性懸濁（ノボラピッド30ミックス）　**中間型**：ヒトイソフェンインスリン（ノボリンN）　**持効型溶解**：インスリングラルギン（ランタス），インスリンデテミル（レベミル），インスリンデグラデグ（トレシーバ）

●3　糖尿病の治療で最も注意すべきは低血糖である．
□
□

③ インスリンや経口血糖降下薬の副作用で最も注意すべきは低血糖であり，低血糖が遷延すると危険である．患者には低血糖の症状や予防法を説明し，常に砂糖や糖入りの飲料水を持参させる．また，ビグアナイド系薬物では乳酸アシドーシスに，ピオグリタゾンでは水分貯留による浮腫や心不全に注意する必要がある．

○

問　題　　　　解説と解答

参照事項

■インスリン製剤

インスリンは作用時間に特徴を持たせた製剤が開発されています．患者の生活習慣，血糖プロフィールに応じて選択します．

タイプ	作用発現時間	最大作用発現時間	作用持続時間
超速効型	約10分	1～3時間	3～5時間
速効型	0.5時間	1～3時間	約8時間
混合型	約0.5時間	2～8時間	約24時間
中間型	1～1.5時間	8～12時間	24時間
持効型	約1時間	3～12時間（ピークなしの製剤もある）	24時間

●4　DPP-4阻害薬は腎臓での糖再吸収を阻害し，尿中へ排泄を促すことで血糖低下作用を導く．
□
□

④　血糖値が上昇すると消化管からインクレチンで総称されるホルモン（GLP-1, GIP）が放出され，これらがさらに膵臓からインスリンの分泌を促す．dipeptidyl peptidase-4（DPP-4）はインクレチンの分解を行う酵素であり，DPP-4阻害薬はインクレチンの血中濃度を上昇させインスリン分泌を促すことで血糖低下作用を導く．尿中への排泄を促す作用がある薬剤はSGLT2阻害薬である．

×

参照事項

■インスリン製剤の販売名

厚生労働省は2014年にインスリン製剤の販売名に関して，以下のような取扱法を通知しました．

●バイアル製剤：「ブランド名」+「製剤組成の情報」+「剤型」+「規格(濃度)」

例)「ブランド名」+「R，N等」+「剤型」+「○○単位/mL」

・製剤組成：製剤の性状R(速効型)あるいはN(中間型)を表示し，混合物ではRの割合を表示する．同一ブランド名中に異なる性状の製剤がない場合は記載しない．

・剤型：注とする．ただし，2種類以上の有効成分を含有する製剤は配合注とする．

・規格(濃度)：濃度の情報が重要であることから100 単位/mL と表示する．数字だけでは誤解を生じるので，単位/mL を入れる．

●自己注射用製剤：「ブランド名」+「製剤組成の情報」+「剤型」+「容器の情報」

例)「ブランド名」+「R，N等」+「剤型」+「カートリッジ，キット等」

・製剤組成：製剤の性状R(速効型)あるいはN(中間型)を表示し，混合物ではRの割合を表示する．同一ブランド名中に異なる性状の製剤がない場合は記載しない．

・剤型：注とする．ただし，2種類以上の有効成分を含有する製剤は配合注とする．

・規格(濃度)：インスリン注射液の自己注射用製剤(カートリッジ製剤，キット製剤)の販売名には濃度の情報を付けず，直接の容器等への記載事項として，表示すること．

・容器：カートリッジ製剤かキット製剤かを区別する情報を加える．同一ブランド名がバイアル製品にはなく，またカートリッジ製品かキット製品の一方のみに使用されている場合には，表示しなくても良い

実際の例)ノボラピッド注100単位/mL，ノボリン30R注フレックスペン

問　題	解説と解答

6.1　糖尿病治療薬

●5　ビグアナイド薬の有害作用に乳酸アシドーシスによる昏睡がある．
□
□

⑤ ビグアナイド薬は肝臓での糖新生抑制，筋肉への糖取込促進，消化管からの糖吸収抑制により血糖低下作用を導く．肝・腎・心機能に障害のある患者やアルコールを過度に摂取する患者では，生体内で乳酸産生の増加ならびに乳酸代謝の低下によって，過剰な乳酸蓄積が生じ，結果として乳酸アシドーシスとなる．乳酸アシドーシスの発症は急激で，症状が進行した状態で数時間放置すると昏睡状態となり，死亡に至るケースが多い．

○

●6　インスリンによる糖尿病治療を行っている患者が食事をとれない場合，インスリン投与は中止する．
□
□

⑥ 自己判断でインスリン投与を中止すると，インスリン不足によるケトアシドーシスや高浸透圧高血糖状態が惹起し，昏睡に陥る場合がある．超速効型もしくは速効型インスリンを少量ずつ投与を繰り返し，血糖をコントロールするのが原則である．経口血糖降下薬で治療している場合では，低血糖になるため休薬することが多い．

×

問　題　　　解説と解答

6.2　甲状腺疾患治療薬

●1　粘液水腫およびクレチン病は甲状腺ホルモンの不足によって起こる．
□
□

① 粘液水腫，クレチン病など甲状腺機能が低下した病態には，甲状腺ホルモンの不足を補う目的で，チロキシン(T_4)またはトリヨードチロニン(T_3)を投与して治療する．通常はT_4製剤を用いる．

重要なくすり　T_4：レボチロキシン(チラーヂンS)　T_3：リオチロニン(チロナミン)

○

●2　甲状腺ホルモン活性はトリヨードチロニン(T_3)よりチロキシン(T_4)の方が大きい．
□
□

② T_4は体内で脱ヨウ素化を受けてT_3となって作用するため，T_4の甲状腺ホルモン活性はT_3の30％程度と言われている．また，T_3はT_4より作用発現は早いが，作用持続時間は短い．T_4の半減期は6～7日であるので1日1回の服用でよいが，T_3の場合は1日2回投与する必要がある．

×

●3　ヨウ素塩の大量投与は甲状腺機能を低下させる．
□
□

③ 大量(5～50mg/日)のヨウ素塩投与は甲状腺からの甲状腺ホルモンの放出を抑制し，また甲状腺ホルモンの生合成も抑制して，血中の甲状腺ホルモン値を低下させる．ヨウ素不足による甲状腺腫や甲状腺機能低下症の場合には0.3～1mg/日を投与する．

重要なくすり　ヨウ素剤：ヨウ化カリウム，ヨウ素レシチン(ヨウレチン)

○

問　題　　　解説と解答

6.2　甲状腺疾患治療薬

●4　抗甲状腺薬の副作用で注意すべきは無顆粒球症と肝機能障害である.
□
□

④ プロピオチオウラシル，チアマゾールともサイログロブリンのヨウ素化を阻害することで甲状腺ホルモン産生を抑制する．これら抗甲状腺薬の副作用で最も注意すべきは，顆粒球減少症など血球系への影響であり，発疹，肝機能障害，関節痛なども起こることがある．またチアマゾールは胎盤通過率・乳汁移行率が高いため，胎児・乳幼児への安全性は確立されていない．

○

重要なくすり　**抗甲状腺薬：**チアマゾール（メルカゾール），プロピルチオウラシル（チウラジール，プロパジール）

●5　バセドウ病の症状を抑えるためにβ遮断薬を併用する.
□
□

⑤ バセドウ病は甲状腺ホルモン機能亢進症を示す代表疾患であり，交感神経の興奮状態を招き，頻脈，手指振戦，発汗，微熱などの症状が現れる．これらの症状のコントロールにはβ遮断薬を用いる．

○

問　題　　　解説と解答

6.3 脳下垂体ホルモン

●1　下垂体前葉ホルモンで成長ホルモン（GH）は下垂体性低身長に臨床応用される．
□
□

① 下垂体前葉から主に6種（ACTH，GH，PRL，LH，FSH，TSH）のペプチドホルモンが分泌され，これらの中でPRL以外が治療を目的として使用されている．GHの適応は骨端線の閉鎖が起こっていない時期のGH分泌低下に基づく病態（下垂体性低身長），ターナー症候群，軟骨異栄養症および慢性腎不全による低身長である．一方，GH受容体阻害薬は先端巨大症の改善に用いられる．

○

参照事項　視床下部ホルモンと脳下垂体前葉ホルモン ☞ 128頁参照

重要なくすり　**成長ホルモン**：ソマトロピン（ジェノトロピン，ノルディトロピン，ヒューマトロープ），ソマプシタン（ソグルーヤ），ソムアトロゴン（エヌジェンラ）　**成長ホルモン受容体遮断薬**：ペグビソマント（ソマバート）　**成長ホルモン分泌不全診断薬**：プラルモレリン（GHRP科研100）

●2　副腎皮質刺激ホルモン（ACTH）製剤は副腎皮質機能を改善する目的で使用される．
□
□

② ACTHは副腎皮質機能検査に用いる．さらに，持続性製剤の筋肉注射により点頭てんかん，気管支喘息，ネフローゼ症候群，関節リウマチなどの治療にも応用される．

×

重要なくすり　**ACTH製剤**：テトラコサクチド（コートロシン，コートロシンZ）

●3　オキシトシンは切迫早産の治療目的で使用される．
□
□

③ 下垂体後葉ホルモンのオキシトシンは乳腺細胞を刺激して乳汁分泌を，子宮平滑筋を刺激して子宮収縮を生じるため，分娩誘発剤として用いられる．

×

問　題　　　解説と解答

参照事項

■視床下部ホルモンと脳下垂体前葉ホルモン

脳下垂体は前葉と後葉に分けられます．前葉からは下表の6種類のホルモンが分泌され，後葉からは2種類のホルモンが分泌されます．前葉ホルモンは，視床下部から分泌されるそれぞれの放出ホルモンや抑制ホルモンによって分泌が調節され，対応する末梢の内分泌臓器からのホルモン分泌をさらに調節しています．後葉から分泌される抗利尿ホルモン(バソプレシン)とオキシトシンは視床下部において合成され，運搬されたものです．

視床下部ホルモンとそれにより調節される下垂体前葉ホルモン

<table>
<tr><th>視床下部ホルモン</th><th colspan="2">下垂体前葉ホルモン</th></tr>
<tr><td rowspan="2">ゴナドトロピン放出ホルモン　GnRH
(黄体形成ホルモン放出ホルモン)</td><td>黄体形成ホルモン</td><td>LH</td></tr>
<tr><td>卵胞刺激ホルモン</td><td>FSH</td></tr>
<tr><td>コルチコトロピン放出ホルモン</td><td>副腎皮質刺激ホルモン</td><td>ACTH</td></tr>
<tr><td>成長ホルモン放出ホルモン</td><td rowspan="2">成長ホルモン</td><td rowspan="2">GH</td></tr>
<tr><td>ソマトスタチン(放出抑制)</td></tr>
<tr><td>サイロトロピン放出ホルモン</td><td>甲状腺刺激ホルモン</td><td>TSH</td></tr>
<tr><td>プロラクチン放出ホルモン(未発見)</td><td rowspan="2">プロラクチン(催乳ホルモン)</td><td rowspan="2">PRL</td></tr>
<tr><td>プロラクチン抑制ホルモン(＝ドーパミン)</td></tr>
</table>

●4　乳汁分泌促進の目的でプロラクチン(PRL)が用いられる．
□
□

④ プロラクチンそのものは治療薬や検査薬としては用いられない．プロラクチンの分泌はドーパミンで抑制されるので，高プロラクチン血症にはドーパミン作動薬を用いる．

重要なくすり　ドーパミン作動薬：ブロモクリプチン(パーロデル)，テルグリド(テルロン)　×

問　題　　解説と解答

6.3 脳下垂体ホルモン

●5　下垂体後葉ホルモンであるバソプレシンは腎に作用し，水の再吸収を促進する.
□
□

⑤ 下垂体後葉からは抗利尿ホルモン（バソプレシン）とオキシトシンの2種のペプチドホルモンが神経刺激に応じて遊離される．バソプレシンは下垂体性尿崩症の治療に用いる．オキシトシンは分娩誘発や微弱陣痛に用いる．バソプレシンV_2受容体遮断薬は水の再吸収作用を抑制し，低Na血症の改善目的で使用される．

重要なくすり **抗利尿ホルモン製剤：**バソプレシン（ピトレシン），デスモプレシン（ミニリンメルト）　**V_2受容体遮断薬：**モザバプタン（フィズリン），トルバプタン（サムスカ）　○

6.4 生殖器系に作用する薬物

1 女性ホルモン製剤

●1　卵胞ホルモンも黄体ホルモンも女性の卵巣から分泌される.
□
□

① 卵巣から月経周期の卵胞期には卵胞ホルモン（エストロゲン）が，黄体期には黄体ホルモン（プロゲステロン）が分泌される．

重要なくすり **卵胞ホルモン：**エストラジオール（エストラーナ），エストリオール（ホーリン，エストリール），結合型エストロゲン（プレマリン）　**黄体ホルモン：**プロゲステロン（プロゲホルモン），ジドロゲステロン（デュファストン），クロルマジノン（ルトラール），ノルエチステロン（ノアルテン），メドロキシプロゲステロン（ヒスロン）　○

●2　排卵誘発薬は卵巣に直接作用して排卵を誘発する.
□
□

② 排卵誘発薬は下垂体前葉に働いて性腺刺激ホルモン（ゴナドトロピン）の分泌を促し，排卵を誘発する．卵巣そのものに障害がある卵巣不全の場合には有効ではない．

重要なくすり **排卵誘発薬：**クロミフェン（クロミッド），シクロフェニル（セキソビット）　×

問　題　　解説と解答

6.4 生殖器系に作用する薬物

●3 子宮内膜症の症状改善にゴナドトロピン分泌ホルモン(GnRH)製剤を用いる.
□
□

③ GnRHは下垂体からのLHおよびFSHを分泌させる視床下部ホルモンであり，このホルモンは卵胞の発育・排卵・黄体化や精子形成の促進に寄与する．持続的にGnRH分泌を増加させておくと，下垂体の機能低下にともなうゴナドトロピンの分泌抑制に繋がり，子宮内膜症の治療を可能とする．直接的にGnRH受容体を阻害するGnRHアンタゴニストも用いられている．

重要なくすり　**GnRH製剤**：ゴナドレリン(ヒポクライン)，リュープロレリン(リュープリン)　**GnRH誘導体**：ゴセレリン(ソラデックス)，ブセレリン(スプレキュア)　**GnRH遮断薬**：セトロレリクス(セトロタイド)，ガニレリクス(ガニレスト)，レルゴリクス(レルミナ)　○

●4 経口避妊には卵胞ホルモンと黄体ホルモンの合剤を用いる.
□
□

④ 妊娠が成立し，血中の卵胞ホルモンと黄体ホルモンが高いレベルに維持されると，FSHの分泌が抑制され，排卵が起こらなくなる．経口避妊薬は人工的に妊娠が成立したホルモン環境を作り排卵を抑制するものである．卵胞ホルモンの重篤な副作用のひとつが静脈血栓塞栓症であり，経口避妊薬にはこの危険性がある．しかし，最近用いられている黄体ホルモンとの合剤による低用量経口避妊薬(OC：oral contraceptives, 低用量ピル)ではこの危険性は少ない．

重要なくすり　**低用量経口避妊薬**：ノルエチステロン・エチニルエストラジオール(シンフェーズ)，レボノルゲストレル・エチニルエストラジオール(アンジュ，トリキュラー)，デソゲストレル・エチイルエストラジオール(マーベロン)　○
緊急避妊薬：レボノルゲストレル(ミレーナ　※保険適用外)

問　題　　　解説と解答

6.4　生殖器系に作用する薬物

2　男性ホルモン

●1　男性ホルモンは乳癌や子宮癌の治療に用いる.
□
□

①　男性ホルモン（アンドロゲン）は男子性腺機能不全あるいは再生不良性貧血など造血器の異常に用いるほか，末期の女性性器癌や乳癌の症状改善にも用いる．男性ホルモンには蛋白同化ホルモン作用もある.

○

重要なくすり　**男性ホルモン**：テストステロン（エナルモンデポー），メチルテストステロン（エナルモン）

●2　男性ホルモン拮抗薬は前立腺癌に有効である.
□
□

②　男性ホルモン拮抗薬は，前立腺においてアンドロゲンと競合的に拮抗し，前立腺肥大症や前立腺癌に有効である.

○

重要なくすり　**男性ホルモン拮抗薬**：クロルマジノン（プロスタール），ビカルタミド（カソデックス），フルタミド（オダイン），エンザルタミド（イクスタンジ），アビラテロン（ザイティガ），ダロルタミド（アーリーダ）

3　生殖器作用薬

●1　子宮収縮は副交感神経の興奮によって生じるので，副交感神経作動薬を陣痛促進に用いる.
□
□

①　オキシトシンまたはプロスタグランジンE_2および$F_{2}\alpha$製剤の子宮収縮作用を陣痛促進と分娩後の子宮の弛緩出血治療に用いる．プロスタグランジン製剤は治療的流産にも用いる．妊娠子宮は交感神経により収縮し非妊娠子宮は弛緩する．副交感神経による反応は不定でありその作動薬は治療に用いない.

×

重要なくすり　**子宮収縮薬**：オキシトシン（アトニン-O），ゲメプロスト（プレグランディン），ジノプロスト（プロスタルモンF），ジノプロストン（プロスタグランジンE_2），エルゴメトリン，メチルエルゴメトリン（メテルギン），ゲメプロスト（プレグランディン）　**子宮収縮抑制薬**：リトドリン（ウテメリン），硫酸マグネシウム（マグネゾール，マグセント）　**子宮頸管熟化薬**：ジノプロストン（プロウペス）

問　題	解説と解答

6.4　生殖器系に作用する薬物

●2　□□　母体と胎児の保護のため，正常分娩においても妊娠経過を短縮させるために子宮収縮薬を積極的に使用する．

② 正常分娩では子宮収縮薬を使う適応は基本的にはない．子宮収縮薬の使用は，子宮破裂・膣裂傷などの母体側の障害と胎盤循環不全および子宮収縮による胎児の窒息などを引き起こす危険性を有している．

×

●3　□□　勃起不全改善薬と狭心症治療の硝酸薬を併用すると降圧作用が増強されるので併用禁忌である．

③ 陰茎海綿体血管平滑筋が弛緩し，血液が流入することで勃起状態となる．この平滑筋弛緩には陰茎周囲の神経または血管内皮細胞から遊離した一酸化窒素がcGMPを産生することが必要である．cGMPはPDE 5によって代謝を受けるが，勃起不全治療薬のシルデナフィルなどによってPDE 5が阻害されるとcGMPが代謝されず，勃起状態が維持される．狭心症治療に用いる硝酸薬など一酸化窒素供与体と併用すると全身の血管平滑筋が弛緩され，降圧作用が増強されることがある．併用は禁忌となっている．

○

重要なくすり　PDE 5阻害薬：シルデナフィル（バイアグラ），タダラフィル（シアリス）

問　題　　解説と解答

6.5　骨粗鬆症治療薬

●1　□□　骨粗鬆症は骨吸収と骨形成のアンバランスにより，骨量が減少した状態である．

① 骨粗鬆症の治療には骨吸収抑制または骨形成促進作用，あるいは両者の作用をもつ薬物を用いる．食事や生活指導による予防が重要で，長期臥床を避け，転倒を防止することも重要である．いずれにしても，十分なカルシウム摂取が予防・治療の原則である．消化管からのカルシウム吸収を促進させる活性型ビタミンD製剤，カルシウム製剤がある．高カルシウム血症に注意が必要である．

○

重要なくすり　骨粗鬆症治療薬

カルシウム製剤：乳酸カルシウム，リン酸水素カルシウム，グルコン酸カルシウム（カルチコール）　**活性型ビタミンD製剤**：アルファカルシドール（アルファロール），カルシトリオール（ロカルトロール），マキサカルシトール（オキサロール），ファレカルシトリオール（ホーネル）

●2　□□　ビスホスホネート製剤の治療効果は骨吸収に関わる破骨細胞の機能障害による．

② ピロリン酸に類似した構造を有するビスホスホネート製剤は体内に取り込まれると骨や歯の表面に吸着される．破骨細胞による骨吸収が始まると，ビスホスホネート製剤は破骨細胞内に取り込まれ，細胞内のエネルギー代謝機構を競合的に阻害する．これにより破骨細胞はアポトーシスに至る．

○

重要なくすり　骨粗鬆症治療薬

ビスホスフェート製剤：エチドロン酸（ダイドロネル），アレンドロン酸（フォサマック，ボナロン），ミノドロン酸（リカルボン，ボノテオ），イバンドロン酸（ボンビバ），ゾレドロン酸（ゾメタ）

問　題	解説と解答

6.5　骨粗鬆症治療薬

●3　ビスホスホネート製剤の重篤な副作用として顎骨壊死がある.
□
□

③ ビスホスホネート製剤を服用している患者が抜歯，口腔への放射線治療，口腔内の不衛生などの条件が重なった場合に，細菌感染などで顎骨に炎症が生じると，重篤な場合は壊死や敗血症に至る場合がある．有効な予防・治療法はなく，可能であれば口腔内の治療が終了するまでビスホスホネート製剤の投与を延期することも検討する．

○

●4　骨粗鬆症の治療には男性ホルモン(アンドロゲン)を用いる.
□
□

④ 骨粗鬆症の治療には卵胞ホルモン(エストロゲン)を用いる．エストロゲンには破骨細胞機能抑制による骨吸収抑制作用があるので，女性では閉経期以降エストロゲンが減少して骨量が減少し，骨粗鬆症を発症しやすくなる．エストロゲンの補充が有効であるが，乳がんや血栓症の発症リスクが増加する．骨組織にのみエストロゲン様作用を示す選択的エストロゲン受容体モデュレーター(SERM)が骨粗鬆症治療に用いられる．アンドロゲンから男性化作用を除いた蛋白同化ホルモンには骨形成促進作用があるが，有害作用のため骨粗鬆症の治療には用いない．

×

(重要なくすり) 骨粗鬆症治療薬

SERM：ラロキシフェン(エビスタ)，バゼドキシフェン(ビビアント)

問　題　　解説と解答

6.5　骨粗鬆症治療薬

●5　副甲状腺ホルモン製剤の投与は骨粗鬆症症状を悪化させる．
□
□

⑤ 一般に副甲状腺ホルモンは骨吸収作用を有するため，副甲状腺機能亢進症など血中濃度が高濃度に維持される場合は骨粗鬆症症状が悪化する．しかし，副甲状腺ホルモン製剤を間欠投与（1日1回または1週間1回）すると骨芽細胞の分化促進などにより骨形成が促進される．重症の骨粗鬆症治療に用いられる．

×

（重要なくすり）骨粗鬆症治療薬

副甲状腺ホルモン製剤：テリパラチド（フォルテオ，テリボン），アバロパラチド（オスタパロ）

●6　抗RANKL抗体は経口投与できる治療薬である．
□
□

⑥ 抗体（蛋白質）製剤であるために消化管から吸収できず，皮下投与を行う．破骨細胞やその前駆細胞に特定の蛋白質（RANKL：receptor activator of NF-κB ligand）が結合すると，破骨細胞への分化誘導や破骨細胞の活性化が導かれて骨吸収が現れる．抗RANKL抗体はRANKLと結合することで，破骨細胞にRANKLが結合することを阻害し，骨量増加作用が導かれる．骨形成抑制因子であるスクレロスチンに対する抗体も治療に用いられている．

×

（重要なくすり）骨粗鬆症治療薬

抗RANKL（ランクル）モノクローナル抗体：デノスマブ（ランマーク，プラリア）　**抗スクレロスチン抗体**：ロモソズマブ（イベニティ）

問 題 / 解説と解答

6.5 骨粗鬆症治療薬

●7 副腎皮質ホルモンの長期投与により骨粗鬆症が現れる.
□
□

⑦ 副腎皮質ホルモンの長期投与により，脊椎の圧迫骨折，大腿骨や上腕骨の骨頭壊死など，骨粗鬆症による障害が起こることがある.

○

6.6 痛風治療薬

●1 痛風はアミノ酸代謝異常症である.
□
□

① 痛風は核酸のプリン塩基代謝異常による高尿酸血症により起こる．尿酸はプリン体の最終代謝物質で尿中に排泄されるが，水に難溶性であるため，血中濃度が高くなったり，体液が酸性に傾くと尿酸塩の結晶が析出し，組織に沈着して急性痛風発作や腎結石の原因となる．血中尿酸値を下げるには，食事療法に加えて尿酸排泄促進薬や尿酸生成阻害薬，尿酸再吸収阻害薬を用いる．尿酸分解酵素薬もあるが，使用は抗悪性腫瘍薬に伴う尿酸値上昇の時に限られている.

×

重要なくすり **尿酸排泄促進薬**：ベンズブロマロン（ユリノーム），プロベネシド（ベネシッド），ブコローム（パラミヂン） **尿酸生成阻害薬**：アロプリノール（ザイロリック），フェブキソスタット（フェブリク），トピロキソスタット（トピロリック，ウリアデック） **尿酸再吸収阻害薬**：ドチヌラド（ユリス） **尿酸分解酵素薬**：ラスブリカーゼ（ラスリテック）

問　題　　　解説と解答

6.6　痛風治療薬

●2　痛風急性発作時には，非ステロイド性消炎鎮痛薬（NSAIDs）を比較的大量に用いる．
□
□

② 急性の痛風発作の激痛にはNSAIDsを早期に比較的大量に用いる．従来使用されていたコルヒチンは，前兆を自覚するときなどに少量短期間使用に限られる．なお，尿酸排泄を促進する薬物や尿酸生成を抑制する薬物で，尿酸値を急激に下げたとき痛風発作が現れることがある．

重要なくすり　痛風発作治療薬：コルヒチン　○

●3　尿酸排泄促進薬の使用時は尿アルカリ化剤を併用する．
□
□

③ 尿酸排泄促進薬の使用によって尿中の尿酸排泄が多くなり酸性尿（pHが6.0未満）となると，尿路結石が生成されやすくなる．このため，尿をアルカリ性に近づけて結石の形成を予防する必要がある．尿路結石の生成予防のためクエン酸カリウム・クエン酸ナトリウムが併用される．

重要なくすり　酸性尿改善薬：クエン酸カリウム・クエン酸ナトリウム配合剤（ウラリット）　○

6.7　ビタミン欠乏症治療薬

●1　ビタミンBやCを大量に服用するとビタミン過剰症となる．
□
□

① B群ビタミンやビタミンCなどの水溶性ビタミンは，速やかに腎臓より排泄されるのでビタミン過剰症となることはない．脂溶性ビタミンのうちビタミンAおよびDは長期大量投与すると体内に蓄積し，過剰症を発現する．

×

問　題	解説と解答

6.7　ビタミン欠乏症治療薬

●2　ビタミンB_1，B_2，B_6は体内でリン酸化を受け補酵素となって作用する．
□
□

② B_1，B_2，B_6はそれぞれ体内でリン酸化を受け，ビタミンB_1（チアミン）はチアミンピロリン酸に，ビタミンB_2（リボフラビン）はFMN（フラビンモノヌクレオチド）やFAD（フラビンアデニンジヌクレオチド）に，ビタミンB_6（ピリドキシン）はピリドキサールリン酸となってそれぞれ糖代謝，酸化還元，アミノ酸代謝に関与する酵素の補酵素となる．

○

●3　ビタミンCの欠乏症は脚気である．
□
□

③ ビタミンC（アスコルビン酸）はコラーゲン合成，神経伝達物質合成などに関与する抗酸化作用を持つ水溶性ビタミンである．ビタミンCの欠乏症は歯肉（歯齦）出血などを呈する壊血病である．脚気はビタミンB_1欠乏症である．

×

●4　ビタミンAは視覚過程に関与するほか，細胞の増殖や分化にかかわる脂溶性ビタミンである．
□
□

④ ビタミンA（レチノイド）の欠乏症は，夜盲症（暗順応不全）として知られているように，ビタミンAは網膜の光受容蛋白に含まれる物質であり，視覚過程に必須である．また，細胞や組織の正常な成長・分化や機能発現にも必須な物質である．ビタミンAの欠乏症では上記の夜盲症以外に，皮膚・粘膜上皮の角化などが現れる．

○

問　題	解説と解答
●5　ビタミンEは脂質の酸化を促進する． □ □	⑤　ビタミンE（トコフェロール）は抗酸化作用をもつ脂溶性ビタミンである．体内では脂質の過酸化反応を抑制する．このことから，老化を抑制する作用との関連があるのではないかといわれている． ×

6.7　ビタミン欠乏症治療薬

問　題　　解説と解答

7. 呼吸器疾患治療薬

7.1　鎮咳去痰薬

●1　コデイン，ジヒドロコデインは延髄の咳中枢に作用して咳反射を止める麻薬である．
□
□

① コデイン，ジヒドロコデインは咳反射を抑制するが，同時に気道分泌の低下が起こるので，痰が多いときなどは有効であるが，気管支喘息や閉塞性肺気腫では痰の粘度が高くなり，かえって症状を悪化させることになる．オキシメテバノールはコデインと比べて10倍強い鎮咳作用を示し，乾性の咳に有効とされる．いずれも麻薬指定される薬剤であるが，濃度を1%以下にした製剤は麻薬に指定されない．

（重要なくすり）**中枢性麻薬性鎮咳薬**：リン酸コデイン，リン酸ジヒドロコデイン，オキシメテバノール（メテバニール）　○

●2　鎮咳薬は全て麻薬指定されている．
□
□

② コデイン，ジヒドロコデイン，オキシメテバノールはアヘンアルカロイドであって麻薬指定を受けている．しかし，中枢性鎮咳薬として作用するデキストロメトルファンは合成麻薬鎮痛薬のレボルファノールに類似した構造を有するがオピオイド受容体への作用がないため，麻薬指定は受けていない．その他，クロベラスチン，チペピジン，ジメモルファンが中枢性非麻薬性鎮咳薬として用いられる．

（重要なくすり）**中枢性非麻薬性鎮咳薬**：デキストロメトルファン（メジコン），ジメモルファン（アストミン），チペピジン（アスベリン），クロペラスチン（フスタゾール）　×

問　題　｜　解説と解答

7.1 鎮咳去痰薬

●3　湿性咳嗽は痰を排除するための反射であるので，直ちに鎮咳薬で抑制すべきではない．
□
□

③ 湿性咳嗽（喀痰を伴う咳）の場合は鎮咳薬で抑えるべきではなく，また鎮咳薬使用が症状を悪化させることがある．原因を探り適切な対応をとるとともに，痰の吸引などの処置を行う．しかし，持続的な咳嗽による睡眠障害，悪心や嘔吐による食物摂取障害，呼吸器や循環器障害のある場合には咳発作を抑制することを考える．

○

●4　去痰薬は気管支粘液の分泌を抑制する薬物である．
□
□

④ 去痰薬には気管支粘液の分泌を促進する薬物（気管支分泌促進薬），粘液の粘稠性を低下させる薬物（粘液溶解薬・粘液修復薬・界面活性薬）があり，これらは喀痰を容易にするために用いられる．生薬由来の去痰薬はアルコールとの併用禁忌である．

×

（重要なくすり）**気道粘液分泌促進薬**：アンブロキソール（ムコソルバン）　**気道粘液溶解薬**：アセチルシステイン（ムコフィリン），ブロムヘキシン（ビソルボン），ドルナーゼ（プルモザイム）　**気道粘液修復薬**：カルボシステイン（ムコダイン）　**喀痰産生抑制薬**：フドステイン（クリアナール，スペリア）　**界面活性剤**：チロキサポール（アレベール）　**刺激性去痰薬**：グアイフェネシン（フストジル），サポニン系（セネガ）

問　題　　　　解説と解答

7.2 気管支拡張薬

●1　交感神経刺激の気管支拡張作用はβ_1受容体を介する．
□
□

① 気管支平滑筋の拡張はβ_2受容体を介して行われる．β_1受容体は心機能を亢進させる．気管支喘息にはβ_2受容体に特異性の高いβ作動薬を用いるが，心疾患，高血圧，甲状腺機能亢進症，糖尿病などの合併症をもつ場合は投与に際して注意が必要である．特異的β_2作動薬によく見られる副作用は手指振戦である．

×

重要なくすり　**β_2作動薬**：サルブタモール（サルタノール），テルブタリン（ブリカニール），ホルモテロール（オーキシス），ツロブテロール（ベラチン，ホクナリン），サルメテロール（セレベント），フェノテロール（ベロテック），インダカテロール（オンブレス），プロカテロール（メプチン）

●2　気管支喘息の発作に抗ヒスタミン薬は有効ではない．
□
□

② 抗ヒスタミン薬，メディエータ遊離抑制薬，ロイコトリエン拮抗薬などの抗アレルギー作用を持つ薬物は，気管支喘息発作の予防に有効であるが，発作そのものの抑制には有効ではない．発作そのものにはβ_2作動薬やメチルキサンチン誘導体などの気管支拡張薬が第一選択である．

○

重要なくすり　**喘息治療薬**

ケミカルメディエータ遊離抑制薬：クロモグリク酸（インタール），トラニラスト（リザベン）　**ロイコトリエン拮抗薬**：プランルカスト（オノン），モンテルカスト（シングレア）

問　題　　　解説と解答

7.2　気管支拡張薬

●3　キサンチン誘導体のテオフィリンは，治療有効域と中毒域の血中濃度の間が広い安全性の高い薬である．
□
□

③　PDE活性を阻害して細胞内cAMPを増加させて気管支拡張させるだけでなく，アデノシン受容体の遮断作用や抗炎症作用を有するテオフィリンは安全域の狭い薬であり，血中濃度の上昇により悪心・嘔吐，下痢，頭痛，不眠，心拍数増加，不整脈が現れる．血中濃度のモニタリングに基づく管理が必要となることがある．

×

重要なくすり 喘息治療薬

キサンチン誘導体：テオフィリン（テオドール），アミノフィリン（ネオフィリン），ジプロフィリン，プロキシフィリン（モノフィリン）

●4　気管支喘息の慢性管理には吸入ステロイド薬が第一選択である．
□
□

④　気道の慢性炎症が気管支喘息の基礎になっていることが多く，直接気道に作用して抗炎症効果を発揮する吸入ステロイド剤が治療の中心になってきている．局所からほとんど吸収されないので，経口ステロイド薬のような全身性の副作用はほとんど現れない．喘息の長期管理ではβ受容体作動薬との配合剤も用いられる．

○

重要なくすり **吸入ステロイド薬**：ベクロメタゾンプロピオン酸（キュバール），フルチカゾンプロピオン酸（フルタイド），ブデソニド（パルミコート），シクレソニド（オルベスコ），モメタゾンフランカルボン酸（アズマネックス）　**吸入ステロイド・β_2作動薬配合薬**：フルチカゾン・ホルモテロール（フルティフォーム），インダカテロール・モメタゾン（アテキュラ）

問　題　　　解説と解答

7.2　気管支拡張薬

●5 □□ 中等度以上の慢性閉塞性肺疾患(COPD：chronic obstructive pulmonary disease)の慢性管理には短時間作用型β_2作動薬を用いる．

⑤ COPDはタバコ煙などを長期吸入曝露することで生じた肺の炎症性疾患で息切れと，長く続く咳と痰を特徴とする．軽症であれば短時間作用型の気管支拡張薬を用いるが，中等度以上になれば，長時間作用型β_2作動薬，長時間作用型抗コリン薬，吸入ステロイドを組み合わせて使用する．これら3剤の吸入用配合剤がある．

×

(重要なくすり) 抗コリン・吸吸入ステロイド・β_2作動薬配合薬：インダカテロール・モメタゾン・グリコピロニウム(エナジア)

8. 感染症治療薬

8.1　抗生物質・抗菌薬の基礎

● 1　感染症の化学療法は薬物の選択毒性を利用している.
□
□

① 感染症の化学療法に用いる薬物は病原微生物には毒性があるが，宿主であるヒトには作用しない薬物である．たとえば，βラクタム系の抗生物質は動物細胞には存在しない細胞壁の生合成を阻害して作用するため，ヒトの細胞には影響をまったく与えない．これを選択毒性という.

○

参照事項　抗生物質 ☞ 147頁参照

● 2　病原体の発育を抑える最小の薬物濃度を最小発育阻止濃度(MIC)と呼ぶ.
□
□

② 種々の濃度の抗生物質の存在下にて試験菌を一定期間培養し，その試験菌の発育を阻止する最小の濃度を最小発育阻止濃度(MIC)と呼ぶ．この値は化学療法剤の抗菌力を定量評価するためのものであり，この値が小さいほど抗菌力は強いことを示している.

○

問　題　｜　解説と解答

8.1　抗生物質・抗菌薬の基礎

●3　抗生物質であれば全ての細菌に対して抗菌作用を有する.
□
□

③ 天然ペニシリンはグラム陽性菌と陰性球菌にしか作用せず，グラム陰性桿菌には作用しない．しかし，天然ペニシリンに化学修飾を加えた合成ペニシリン（アンピシリン）ではグラム陰性桿菌にも有効であり，病原菌治療に対する有用性が広がる．このように，抗生物質が細菌増殖阻止作用を示す感受性の範囲のことを抗菌スペクトルと呼び，天然ペニシリンのように限られた抗菌スペクトルを有するものを狭域スペクトルという．

×

●4　感染症の治療にはできるだけ抗菌スペクトルの広い薬物を用いるべきである.
□
□

④ 起因菌を分離し，薬物感受性を測定し，最もMICの小さい薬物を選択して治療するのが原則である．むやみに広域スペクトルの薬物を使用すると菌交代現象や耐性菌の発現に結びつく．起因菌が分離できていなかったり，薬物感受性の結果が出ていない場合でも，起因菌を想定し，それに最も効果的な薬物を選択することが必要となる．

×

参照事項　抗菌スペクトル ☞ 147頁参照

参照事項

■抗生物質

「微生物により産生され，他の微生物の生育を阻害する物質」が本来の抗生物質の定義です．しかし，現在使われている抗生物質は，すべて微生物により産生されたものではなく，抗生物質の由来に関して「主に微生物により産生される天然化合物，または天然化合物の化学的あるいは微生物学的修飾によって得られる物質」です．また，作用面でも抗微生物作用だけでなく，抗腫瘍作用や酵素阻害活性，免疫修飾活性などの作用を持つ物質も含まれます．

■抗菌スペクトル

分類・特徴など		薬物例	グラム陽性菌						グラム陰性菌													抗酸菌	その他			
			球菌				桿菌		球菌		桿菌															
			ブドウ球菌	耐性ブドウ球菌	連鎖球菌	腸球菌	破傷風菌	ジフテリア菌	淋菌	髄膜炎菌	インフルエンザ菌	百日咳菌	大腸菌	クレブシエラ	変形菌インドール(−)	変形菌インドール(+)	セラチア	サルモネラ	赤痢菌	緑膿菌	バクテロイデス	結核菌	クラミジア	マイコプラズマ	リケッチア	スピロヘータ
ペニシリン	ペニシリナーゼ感受性	ペニシリンG/V	◎	×	◎	○	○	○	◎	○	△	×	×	×	×	×	×	×	×	×	×	×	×	×	×	◎
	ペニシリナーゼ抵抗性	メチシリン	○	◎	○	×	△	△	○	△	×	×	×	×	×	×	×	×	×	×	×	×	×	×	×	○
	広スペクトラム	アンピシリン	○	×	◎	○	△	△	○	○	○	△	○	×	○	×	×	×	◎	×	×	×	×	×	×	○
	緑膿菌有効	カルベニシリン	△	×	△	△	△	△	△	△	×	×	△	△	△	○	×	×	×	○	×	×	×	×	×	△
セフェム系	第一世代	セファゾリン	○	○	○	×	×	△	△	△	△	△	◎	○	○	○	×	△	△	×	×	△	×	×	×	△
	第二世代	セフォチアム	○	○	○	×	△	△	△	△	◎	△	◎	○	○	○	×	△	△	×	×	×	×	×	×	△
	第三世代	セフォタキシム	△	△	○	×	△	△	△	△	◎	△	◎	○	○	○	○	△	△	○	○	×	×	×	×	△
マクロライド系		エリスロマイシン	○	○	○	○	○	○	○	○	×	○	×	×	×	×	×	×	×	△	△	×	○	◎	×	△
リンコマイシン系		クリンダマイシン	○	○	○	○	△	△	○	○	×	△	×	×	×	×	×	×	×	×	◎	×	×	○	×	×
テトラサイクリン系		ミノサイクリン	○	◎	○	○	△	△	○	△	○	△	○	○	○	○	○	△	○	○	×	×	○	○	○	△
クロラムフェニコール		クロラムフェニコール	○	○	○	○	△	△	○	○	○	○	○	○	○	○	△	◎	△	×	△	×	○	△	○	×
アミノ配糖体系		カナマイシン	○	○	×	×	×	×	○	×	○	×	○	○	○	○	△	×	○	○	×	◎	×	×	×	×
		ゲンタマイシン	○	○	×	×	×	△	×	×	×	×	○	○	○	○	○	×	△	○	×	△	×	×	×	△
その他の抗生物質		ホスホマイシン	○	○	×	×	×	×	×	×	×	×	○	×	○	○	○	○	○	○	×	×	×	×	×	×
合成抗菌剤	サルファ剤		○	○	△	△	×	×	×	△	×	×	△	×	×	×	×	×	△	×	×	×	○	×	×	×
	ST剤	バクタ®	○	○	○	○	△	△	△	△	○	×	○	○	○	○	△	○	○	×	×	×	×	×	×	×
	キノロン剤	ナリジクス酸	×	×	×	×	×	×	×	×	×	×	○	○	○	○	×	○	○	×	×	×	×	×	×	×
	ニューキノロン剤	オフロキサシン	○	○	○	○	×	×	○	×	◎	○	◎	○	○	○	○	×	◎	○	×	×	×	×	×	△

◎第一選択薬　○有効　△感受性あり　×無効

問　題	解説と解答

8.1　抗生物質・抗菌薬の基礎

●5　静菌薬とは病原微生物の増殖を抑制する薬物である．
□
□

⑤ 静菌薬とは病原微生物の増殖を抑制する薬物であり，殺菌薬は病原微生物を実際に死滅させる薬物のことである．静菌薬は病原微生物の増殖を抑え，宿主の免疫力で駆逐するものであるため，宿主の免疫力の低下した状態や免疫の届きにくい組織の感染症などには有効ではない．また，常にMIC以上に血中濃度を保たねば細菌増殖を抑えられない．

参照事項　殺菌性と静菌性 ☞ 150頁参照

○

●6　ほとんどすべての抗生物質に耐性菌が存在する．
□
□

⑥ 一般に新しく開発された抗感染症薬の使用が拡大するにつれ耐性菌が現れる．この耐性菌に他の薬剤を用いると，これにも耐性を獲得して多剤耐性となることもある．常に新しい薬物の開発をすることと，むやみな化学療法薬の使用の抑制が耐性菌対策である．

○

●7　メチシリン耐性黄色ブドウ球菌（MRSA）はすべての抗菌薬に耐性を獲得している．
□
□

⑦ MRSAはすべてのβラクタム系抗生物質に耐性であるが，通常，バンコマイシンやテイコプラニンが有効であり，ST合剤（スルファメトキサール・トリメトプリム合剤）も有効なことが多い．しかし，これらの薬剤にも耐性をもつ細菌が出現してきている．

参照事項　MRSA ☞ 150頁参照

×

問　題　　解説と解答

8.1　抗生物質・抗菌薬の基礎

●8　一つの薬剤に耐性を獲得した細菌は，構造の類似した薬物にも耐性である．
□
□

⑧ ある薬剤に耐性を獲得した細胞は構造の類似した薬物にも耐性を示す．この現象を交差耐性という．

○

参照事項　交差耐性 ☞ 150頁参照

●9　菌交代現象は広域スペクトラムの抗生物質を用いたときに現れやすい．
□
□

⑨ 菌交代現象とは広域スペクトラムをもつ抗生物質の使用過多により，口腔，腸管下部，膣および肺などに生息する正常細菌叢が減少し，それに代わって緑膿菌や耐性ブドウ球菌などの細菌，あるいはカンジダなどの真菌が異常に増殖する現象である．菌交代現象により成立した感染症を菌交代症という．

○

●10　日和見感染の起炎菌は病原性の強い細菌である．
□
□

⑩ 日和見感染とは健常人には感染症を起こさない病原性の低い微生物（緑膿菌，セラチア菌，カンジダなど）が，術後や高齢者，あるいは免疫抑制やAIDSにより感染防御能の低下しているヒトに感染症を成立させることである．

×

参照事項

■殺菌性と静菌性

抗菌活性をもつ薬物にはその抗菌作用が静菌作用であるものと殺菌作用であるものがあります．静菌性のクロラムフェニコール，テトラサイクリン，エリスロマイシンなどは細菌の細胞分裂を阻害するが，死滅させず，細菌の増殖を阻止し宿主の免疫因子によりこれを駆逐するので，宿主の免疫力が低下していたり，免疫力の届きにくい組織においては単独の治療薬とはなり得ません．また，投与にあたっては常に有効静菌濃度以上に感染組織内濃度を保たなければなりません．殺菌性のペニシリン，セファロスポリン，アミノ配糖体は溶菌により細菌を死滅させるので，宿主の免疫力にはそれほど依存しないで細菌を駆逐でき，6時間毎に殺菌濃度以上を投与します．

■MRSA

ペニシリンを分解して不活性化するβラクタマーゼ（ペニシリナーゼ）を持つ細菌，つまりペニシリン耐性菌が現れたことに対抗して，ペニシリナーゼで分解されないペニシリンであるメチシリンや第三世代のセフェム系抗生物質が開発されました．しかしこれらの薬物の使用が拡大するにつれて，このメチシリンに対しても高度耐性を有する黄色ブドウ球菌が出現し，これがメチシリン耐性黄色ブドウ球菌（MRSA：Methicillin Resistant *Staphylococcus Aureus*）です．入院患者や医療職者の鼻腔粘膜に常在していることが多く，ほとんどが院内感染です．

■交差耐性

病原微生物がある化学療法薬に耐性化したとき，別のグループの化学療法薬にも耐性となる現象をいいます．マクロライド系抗生物質に耐性を獲得した細菌はリンコマイシンにも耐性となる交差耐性を示すことがよくみられます．薬剤の選択に注意する必要があります．

問　題　　解説と解答

8.2　抗生物質

1　ペニシリン系抗生物質

●1　ペニシリン系抗菌物質の抗菌作用は細菌の細胞膜の生合成を阻害することである.
□
□

①　ペニシリン系抗生物質，セフェム系抗生物質が属するβラクタム系抗生物質は細菌の細胞壁の生合成を阻害し，殺菌性の抗菌作用を示す．動物細胞には細胞壁が存在しないので選択毒性が高い．ペニシリン分解酵素(ペニシリナーゼ)を有するペニシリン耐性菌が出現し，それらの菌に対する治療薬として，ペニシリナーゼ抵抗性ペニシリンが開発された．

重要なくすり　**ペニシリン系抗生物質**：ベンジルペニシリン(ペニシリンG，バイシリンG)　**ペニシリナーゼ抵抗性ペニシリン**：アンピシリン・クロキサシリン合剤(ビクシリン)

×

●2　ペニシリン系抗生物質はグラム陽性菌のみにしか効果を示さない.
□
□

②　フレミングが発見したベンジルペニシリンは，グラム陽性球菌以外に，グラム陰性球菌およびスピロヘータ(梅毒トレポネーマ)に有効であり，グラム陰性桿菌には無効である．その後開発されたアンピシリンなどの合成ペニシリンは抗菌スペクトルが拡大し，グラム陰性桿菌にも有効で，さらに緑膿菌にも有効なピペラシリンなども開発された．

重要なくすり　**広域ペニシリン**：アンピシリン(ビクシリン)，アモキシシリン(サワシリン，パセトシン)，バカンピシリン(ペングッド)，スタルミシリン(ユナシン)，ピペラシリン(ペントシリン)

×

問　題 / 解説と解答

8.2　抗生物質

●3　ペニシリン系抗生物質は投与後速やかに尿中へ排泄される.
□
□

③ ペニシリン系抗生物質は，大部分が腎臓から速やかに尿中に排泄され，4時間で血中から消失する.

○

●4　ペニシリン系抗生物質には重篤な有害作用は現れない.
□
□

④ ペニシリン系抗生物質は選択毒性が高く，有害作用は比較的少ないが，ペニシリンの代謝物であるペニシロ酸が生体内蛋白と結合して抗原となり，各種アレルギー反応（過敏性反応）を惹起することがある．まれに，重篤なアナフィラキシーショック（ペニシリンショック）により死に至ることもある.

×

●5　梅毒はペニシリンが第一選択となる疾患である.
□
□

⑤ 梅毒はそのほとんどがペニシリン感受性菌であるため，その治療にはペニシリン，アモキシシリンの内服薬が用いられる．1回の筋肉注射で約1週間は有効血中濃度を維持できる持続性ペニシリン注射製剤も使用される.

○

重要なくすり **持続性ペニシリン製剤：**ベンジルペニシリンベンザチン水和物（ステルイズ）

問　題　　解説と解答

8.2　抗生物質

2　セフェム系抗生物質

1　第一世代のセフェム系抗生物質はグラム陽性菌に対して無効である.
□
□

① 第一世代のセフェム系抗生物質はブドウ球菌，肺炎球菌，連鎖球菌などのグラム陽性菌，および大腸菌，肺炎桿菌，変形菌などの一部のグラム陰性菌にも有効である．しかし，広範な使用により耐性菌も多く現れている．

重要なくすり **第一世代セフェム系抗生物質：＜注射剤＞**セファロチン（コアキシン），セファゾリン（セファメジン），**＜経口剤＞**セファレキシン（ケフレックス），セファクロル（ケフラール），セフロキサジン（オラスポア）　×

2　第二世代のセフェム系抗生物質は緑膿菌に有効である.
□
□

② 第二世代のセフェム系抗生物質はセファロスポリナーゼによって分解を受けにくくなっているため，第一世代の抗菌スペクトルが拡がり，緑膿菌を除くグラム陰性桿菌や嫌気性菌に対して有効である．しかし，グラム陽性菌に対しては第一世代よりも抗菌力は低い．

重要なくすり **第二世代セフェム系抗生物質：＜注射剤＞**セフォチアム（パンスポリン），セフメタゾール（セフメタゾン），セフミノクス（メイセリン），フロモキセフ（フルマリン），**＜経口剤＞**セフロキシム（オラセフ）　×

問　題　　　　解説と解答

8.2　抗生物質

●3　第三世代のセフェム系抗生物質はグラム陰性菌に対して有効である.
□
□

③ 第三世代のセフェム系抗生物質はグラム陰性桿菌に対して，第二世代よりもさらに抗菌活性が強化され，緑膿菌や嫌気性菌，セラチアにも効果がある．しかし，グラム陽性菌に対しては第一世代や第二世代のセフェム系より抗菌力は劣る．乱用により，耐性菌，特にMRSAが出現しやすいので，使用は最小限度にするべきである．

○

重要なくすり　**第三世代セフェム系抗生物質：＜注射剤＞**セフォタキシム（セフォタックス），セフメノキシム（ベストコール），セフトリアキソン（ロセフィン），ラタモキセフ（シオマリン），セフタジジム（モダシン），**＜経口剤＞**セフジニル（セフゾン），セフィキシム（セフスパン），セフカペン（フロモックス），**＜外用剤＞**セフチゾキシム（エポセリン）

●4　セフェム系抗生物質を連用しても菌交代症は起こらない.
□
□

④ セフェム系抗生物質の抗菌スペクトルは広範囲であるため，連用によって感受性菌が殺滅されるにつれ，非感受性菌，耐性菌，真菌，原虫などが増殖し，菌交代症を起こすことがある．

×

●5　第四世代セフェム系抗生物質はMRSA（メチシリン耐性黄色ブドウ球菌）に有効である.
□
□

⑤ 第四世代セフェム系抗生物質は黄色ブドウ球菌や緑膿菌への抗菌力が増し，βラクタマーゼには安定であるが，MRSAに無効である．MRSAはすべてのβラクタム系抗生物質に対して耐性である．第四世代セフェム系抗生物質は全て注射剤である．

×

重要なくすり　**第四世代セフェム系抗生物質：＜注射剤＞**セフェピム（マキシピーム），セフォゾプラン（ファーストシン）

問　題　　　解説と解答

8.2　抗生物質

3　その他の細胞壁合成阻害抗生物質

●1　カルバペネム系抗生物質は静菌的に作用する.
□
□

① ペニシリン系，セフェム系抗生物質と同様に細胞壁合成を抑制するため，殺菌的に作用する．グラム陽性・陰性菌のいずれにも作用する広域抗菌スペクトルを有している．

重要なくすり　カルバペネム系抗生物質：メロペネム（メロペン），ドリペネム（フィニバックス），ビアネペネム（オメガシン），イミペネム・シラスタチン合剤（チエナム），パニペネム・ベタミプロン合剤（カルベニン），テビペネム（オラペネム）

×

●2　カルバペネム系抗生物質はいずれも注射剤である.
□
□

② 経口からの吸収がよいテビペネムピボキシルが小児医療で用いられている．抗菌スペクトラムが広いため，他の抗菌薬による治療効果が期待できない症例に限り使用が認められている．

重要なくすり　経口カルバペネム系抗生物質：テビペネムピボキシル（オラペネム）

×

●3　バンコマイシンはMRSA（メチシリン耐性黄色ブドウ球菌）に対して有効である.
□
□

③ グリコペプチド系抗生物質のバンコマイシンはMRSAに有効な抗菌薬である．抗菌メカニズムは細胞壁生合成の阻害である．聴器毒性や腎毒性がきわめて現れやすいので，血中濃度を測定しながら注意深く投与量を調節する必要がある．

重要なくすり　グリコペプチド系抗生物質：バンコマイシン，テイコプラニン（タゴシッド）

○

問　題	解説と解答

8.2　抗生物質

●4　ホスホマイシンは他の細胞壁合成阻害抗生物質との交差耐性がみられない.
□
□

④ 細胞壁合成の初期段階を阻害するため，他の細胞壁合成阻害抗生物質との交差耐性が見られない．体内では安定で，血清蛋白への結合率も低く，有害反応が少ないのが特徴である．O-157など感染性腸炎治療に用いられる．

重要なくすり　ホスホマイシン（ホスミシン）　○

4　アミノグリコシド系抗生物質

●1　アミノグリコシド系抗生物質の抗菌作用は細胞壁合成阻害に基づいている.
□
□

① アミノグリコシド系抗生物質は細菌のリボソーム30Sサブユニットに選択的に結合して蛋白質合成を阻害し，濃度依存的に殺菌作用を示す．抗菌スペクトルは広く，グラム陰性菌（特に緑膿菌）や結核菌に対して有効である．アルベカシンはMRSAの治療に用いることができる．

重要なくすり　**アミノグリコシド系抗生物質**：ストレプトマイシン，カナマイシン，ゲンタマイシン（ゲンタシン），イセパマイシン（イセパシン），アミカシン（アミカマイシン），トブラマイシン（トブラシン），フラジオマイシン（ソフラチュール），リボスタマイシン（ビスタマイシン），アルベカシン（ハベカシン）　×

問　題　　　解説と解答

8.2　抗生物質

●2　アミノグリコシド系抗生物質の特徴的な有害作用は重篤な聴器毒性である.
□
□

② アミノグリコシド系抗生物質の連用により，重篤な第VIII脳神経(内耳神経)障害が生じて，聴力低下と平衡感覚障害やめまいが生じる．この神経障害はアミノグリコシド系抗生物質に特徴的で，共通な有害作用であるが，不可逆のため，用量の管理は非常に重要である．

○

●3　アミノグリコシド系抗生物質は内服薬として用いられる.
□
□

③ アミノグリコシド系抗生物質は消化管から吸収されないので，通常，点滴静注，筋注，外用剤など非経口的に投与される．ただし，カナマイシンは消化管の殺菌の目的で経口投与されることがある．

×

●4　アミノグリコシド系抗生物質は腎毒性を有する.
□
□

④ アミノグリコシド系抗生物質は，大部分は代謝されずに腎臓より排泄され，この過程で腎障害を起こすことがある．

○

●5　アミノグリコシド系抗生物質とループ利尿薬を併用すると，聴器毒性が増強される.
□
□

⑤ ループ利尿薬でも聴覚障害が現れることがあり，アミノグリコシド系抗生物質と併用すると，聴器毒性が増強するので併用は注意が必要である．

○

問　題　　　　解説と解答

8.2　抗生物質

5　マクロライド系抗生物質

●1　マクロライド系抗生物質の抗菌作用は細菌の蛋白合成阻害に基づいている.
□
□

① マクロライド系抗生物質は，細菌リボソームの50Sサブユニットに結合して蛋白合成を阻害することにより静菌性の抗菌作用を現す.

○

重要なくすり　マクロライド系抗生物質：エリスロマイシン（エリスロシン），クラリスロマイシン（クラリス，クラリシッド），ロキシスロマイシン（ルリッド），アジスロマイシン（ジスロマック），ジョサマイシン，スピラマイシン，フィダキソマイシン（ダフクリア）

●2　マクロライド系抗生物質はマイコプラズマに有効である.
□
□

② マクロライド系抗生物質はマイコプラズマやクラミジア，レジオネラに有効であり，第一選択薬とされている．マイコプラズマ，クラミジアは細胞壁を持たないため，βラクタム系（ペニシリン系やセフェム系）抗生物質は無効である.

○

●3　マクロライド系抗生物質は分子量が大きいため吸収されず，経口剤として使用できない.
□
□

③ マクロライド系抗生物質は，分子量は大きいが消化管吸収は良好で，主に経口剤として用いられる．エリスロマイシンは酸に不安定で，胃酸で一部分解され胃腸障害の原因となるが，クラリスロマイシンは酸による分解を受けないため，ヘリコバクター・ピロリ菌の除菌に用いられている．エリスロマイシンは組織，特に呼吸器への移行が良いので，マイコプラズマ，レジオネラ，肺炎球菌などによる呼吸器感染症の第一選択薬である.

×

問　題　　解説と解答

8.2　抗生物質

●4　エリスロマイシンは薬物相互作用に注意する必要がある.
□
□

④ エリスロマイシンおよびクラリスロマイシンは，肝臓の薬物代謝酵素(CYP3A)を強く阻害する．CYP3A4は多くの薬物の代謝にかかわっており，併用薬の作用を増強させることがある．特に，有害作用が増強されるアスナプレビル，エルゴタミン製剤，ピモジドとは併用禁忌である．アジスロマイシンは阻害作用が弱い.

○

6　リンコマイシン系抗生物質

●1　リンコマイシン系抗生物質は嫌気性菌に強い抗菌力を持つ.
□
□

① リンコマイシン系抗生物質の抗菌スペクトルはマクロライド系抗生物質と類似している．嫌気性菌の感染症に有効であり，嚥下性肺炎や肺膿瘍の第一選択である.

○

重要なくすり　リンコマイシン系抗生物質：リンコマイシン(リンコシン)，クリンダマイシン(ダラシン)

●2　リンコマイシン系抗生物質は殺菌性の抗生物質である.
□
□

② リンコマイシン系抗生物質は細菌のリボソーム50Sサブユニットに作用し，蛋白合成を阻害して細菌の増殖を抑制する静菌性の抗菌薬である．30Sサブユニットに作用するアミノ配糖体系抗生物質と併用すると作用が増強するので，特に腹腔内や婦人科領域の感染症に併用される.

×

8.2　抗生物質

7　オキザゾリジノン系抗生物質

●1　オキザゾリジノン系抗生物質はMRSAに対して有効である．
□
□

①　オキザゾリジノン系抗生物質はマクロライド系・リンコマイシン系と同様に細菌リボソーム50Sサブユニットを阻害して細菌増殖を抑制する静菌性抗菌薬である．MRSAの他，バンコマイシン耐性腸球菌に対して有効とされ適用されているが，肺炎球菌などのグラム陽性菌にも活性を示すと報告されている．

○

重要なくすり　**オキザゾリジノン系抗生物質**：リネゾリド（ザイボックス），テジゾリド（シベクトロ）

●2　オキザゾリジノン系抗生物質の投与により，血小板減少が生じやすい．
□
□

②　オキザゾリジノン系抗生物質のリネゾリドでの治療が長期に及ぶと，血小板減少症が頻発するようになる．この現象は投与開始から14日目までに多く発現する．

○

8　テトラサイクリン系抗生物質

●1　テトラサイクリン系抗生物質はリケッチア，クラミジア，マイコプラズマなど，広範囲の感染症に有効である．
□
□

①　テトラサイクリン系抗生物質の抗菌スペクトルは大変広く，グラム陽性菌，グラム陰性菌，マイコプラズマ，リケッチア，スピロヘータ，クラミジアなどに有効である．しかし，耐性菌が多く出現している．リケッチアおよびクラミジア感染症に対して第一選択薬となっている．

○

重要なくすり　**テトラサイクリン系抗生物質**：テトラサイクリン（アクロマイシン），ミノサイクリン（ミノマイシン），ドキシサイクリン（ビブラマイシン），オキシテトラサイクリン（テラマイシン），チゲサイクリン（タイガシル）

問　題		解説と解答

8.2　抗生物質

●2　テトラサイクリン系抗生物質は骨や歯に沈着する.
□
□

② テトラサイクリン系抗生物質は硬組織へ沈着・蓄積して，骨や歯の発育を妨げる．骨や歯の発育途上の乳幼児，小児への使用は避ける．さらに，母体に吸収後，胎児や母乳に移行するので，妊婦，授乳婦への使用は避ける．

○

●3　テトラサイクリン系抗生物質の服用の際，牛乳を一緒に飲むと，消化管からの吸収が良くなる.
□
□

③ テトラサイクリン系抗生物質は，カルシウム，マグネシウム，鉄，アルミニウムなどの2価もしくは3価の金属イオンが共存すると，難溶性のキレート化合物を形成し，消化管からの吸収率が低下する．牛乳と一緒に服用すると，牛乳内のカルシウムにより吸収率は下がる．同じ理由で，マグネシウム塩やアルミニウム塩を含む制酸剤や下剤，あるいは貧血治療の鉄剤との併用はできない．

×

9　クロラムフェニコール系抗生物質

●1　クロラムフェニコール系抗生物質の注意すべき有害作用は重症の血液障害である.
□
□

① クロラムフェニコール系抗生物質では，骨髄抑制による再生不良性貧血，顆粒球減少症，血小板減少症などの血液障害が生じる．そのほか，悪心・嘔吐，下痢などの消化器症状，また，新生児では致死率のきわめて高いグレイ(灰白)症候群(腹部膨満，下痢，チアノーゼ，循環不全)が現れることがある．

○

重要なくすり　クロラムフェニコール系抗生物質：クロラムフェニコール(クロロマイセチン，クロマイ)

問　題　　　解説と解答

8.2　抗生物質

●2　クロラムフェニコールは腸チフスの第一選択薬として使用されている．
□
□

② クロラムフェニコール系抗生物質はグラム陽性菌，陰性菌，マイコプラズマなど多くの細菌に対して抗菌作用を有するが，耐性菌も多く存在するため，現在は腸チフス，パラチフスなどのサルモネラ感染症の第一選択薬である．髄液への移行が良いので嫌気性菌による髄膜炎などに用いられるが，再生不良性貧血の原因となるため，臨床応用は他の有効な抗菌剤が使用できない場合に限られている．

○

10　ペプチド系抗生物質

●1　ポリミキシンBは細胞膜に作用する静菌性の抗菌薬である．
□
□

① ポリペプチド系抗生物質のポリミキシンBは細胞膜に結合し，透過性を亢進させて殺菌性に作用する．緑膿菌，大腸菌，肺炎桿菌，エンテロバクターなどのグラム陰性菌に優れた抗菌作用を示す．とくに緑膿菌の感染症，多剤耐性緑膿菌の敗血症治療に用いられる．細胞膜は動物細胞にも存在するため，選択毒性は低い．腎毒性が強いため，他の抗生物質が用いることができない場合に限り使用する．

×

（重要なくすり）**ペプチド系抗生物質**：ポリミキシンB，コリスチン（オルドレブ，コリマイシン）

問　題　　解説と解答

8.2 抗生物質

●2　ダプトマイシンは細菌内にカルシウムイオンを流入させて殺菌作用を示す抗菌薬である.
□
□

② 環状リポペプチド系抗生物質に属するダプトマイシンは細菌の細胞膜と結合し，カリウムを流出させて細胞膜の膜電位を脱分極させる．これにより，DNA，RNA，蛋白質の合成阻害が生じることが示されている．MRSAの他，多剤耐性菌を含む幅広いグラム陽性菌に対して抗菌活性を示す．肺サーファクタントで活性低下するので，MRSA肺炎には有用ではない．

重要なくすり　環状リポペプチド系抗生物質：ダプトマイシン(キュビシン)　×

8.3 抗 菌 薬

1 サルファ剤

●1　サルファ剤は感染症化学療法の第一選択薬である.
□
□

① サルファ剤は，人類が合成した最初の感染症治療薬であり，細菌の葉酸合成に不可欠なジヒドロプテリン酸の合成を阻害する代謝拮抗により，静菌性の抗菌作用を示す．ヒトの細胞には葉酸合成経路がないため，細菌，真菌，原虫に対して効果を有する．しかし，多くの細菌が耐性を獲得し，また，スチーブンス・ジョンソン症候群や血液障害などの有害作用も現れることから，現在は単剤として抗菌薬には用いられない．サラゾスルファピリジンはリウマチ，潰瘍性大腸炎やクローン病の治療に用いられる．

重要なくすり　サルファ剤：サラゾスルファピリジン(サラゾピリン)　×

8.3 抗菌薬

●2　サルファ剤とトリメトプリムを合剤にしたST合剤はサルファ剤単独より抗菌スペクトルが広い．
□
□

② サルファ剤(スルファメトキサゾール)とトリメトプリムはそれぞれ葉酸合成の異なった部位を阻害するので抗菌活性が相乗的に高まるが，抗菌スペクトルには変化はない．尿路感染症，細菌性赤痢，腸チフス，ノカルディア症，さらに，後天性免疫不全症候群(AIDS)でのニューモシスチス肺炎などの治療に用いられる．

×

重要なくすり　ST合剤：スルファメトキサゾール＋トリメトプリム（バクタ，バクトラミン）

●3　サルファ剤を新生児に投与すると，新生児黄疸が重症化する危険性がある．
□
□

③ サルファ剤はビリルビンと血漿アルブミンの結合部位で競合し，ビリルビンを遊離させて高ビリルビン血症を生じ，新生児黄疸を重症化し核黄疸を起こす危険性がある．このため，妊婦，新生児，未熟児への使用は禁忌である．

○

2 キノロン・ニューキノロン剤

●1　キノロン剤はDNA複製を阻害して抗菌活性を示す．
□
□

① キノロン剤はDNA複製に必要な酵素であるDNAジャイレースとトポイソメラーゼを特異的に阻害し，殺菌性の抗菌作用を示す．選択毒性が高いが，使用のほとんどは尿路感染症の治療に限られている．

○

重要なくすり　キノロン剤：ピペミド酸（ドルコール）

問　題　　解説と解答

8.3 抗菌薬

●2　ニューキノロン系抗菌薬は注射剤のみ市販されている．
□
□

②　キノロン系抗菌薬の構造にフッ素を導入したニューキノロン剤はグラム陽性菌からグラム陰性菌，リケッチアやクラミジアまで幅広い抗菌スペクトルを有し，副作用も少ない．また，消化管からの吸収と細胞内移行性が良いため，注射剤だけでなく経口剤も用いられている．消化器毒性，腎障害のほか，低血糖や横紋筋融解症，関節障害などが副作用として挙げられている．

×

重要なくすり　**ニューキノロン剤：**ノルフロキサシン（バクシダール），オフロキサシン（タリビッド），レボフロキサシン（クラビッド），シプロフロキサシン（シプロキサン），パズフロキサシン（パシル，パズクロス），シタフロキサシン（グレースビット），ロメフロキサシン（バレオン），ラスクフロキサシン（ラスビック）

●3　ニューキノロン系抗菌薬では大動脈解離を引き起こすことがある．
□
□

③　ニューキノロン系抗菌薬には，重大な副作用として大動脈瘤，大動脈解離のリスクがある．原因としてコラーゲンの分解促進や成熟架橋の阻害が考えられている．

○

問　題　｜　解説と解答

8.4　抗結核薬

●1　結核の標準的薬物治療法としてニューキノロン系抗菌剤の単独投与が用いられている．
□
□

① 結核の化学療法において耐性化の抑制と抗菌力の相乗作用を期待して，最初の2か月はイソニアジドとリファンピシンの併用にエタンブトール，ピラジナミドの4剤投与，その後4か月間はイソニアジドとリファンピシンの併用が最も標準的な治療法となっている．ニューキノロン系抗菌剤は結核菌に対する効果は弱い．

×

重要なくすり　**抗結核薬**：イソニアジド（イスコチン，ヒドラ），リファンピシン（リファジン），エタンブトール（エサンブトール，エブトール），サイクロセリン，ピラジナミド（ピラマイド），エチオナミド（ツベルミン），エンビオマイシン（ツベラクチン），ストレプトマイシン

●2　イソニアジドは結核菌以外の菌に対しては抗菌力を持たない．
□
□

② イソニアジドは結核菌細胞壁の構成要素であるミコール酸の生合成を阻害して殺菌性に作用するが，他の細菌には抗菌力を示さない．なお，イソニアジドを連用するとビタミンB_6の不足による末梢神経炎をきたすことがあるので，ビタミンB_6を併用する．

○

●3　抗結核薬の多くはレプラ菌（らい菌）にも有効である．
□
□

③ ハンセン病の起因菌であるレプラ菌（らい菌）は結核菌と同じ抗酸菌グループに属するが，抗結核薬の中ではリファンピシンのみが有効である．ハンセン病の治療にはリファンピシン以外にオフロキサシン，ジアフェニルスルホン，クロファジミンが用いられる．

×

重要なくすり　**抗ハンセン病薬**：リファンピシン，ジアフェニルスルホン（レクチゾール），クロファジミン（ランプレン）

問　題　　　解説と解答

8.4　抗結核薬

●4　結核の治療において，リファンピシンは原則として単独投与で使用する.
□
□

④ イソニアジドに次いで強力に抗結核作用を有するが，リファンピシンの単独使用では，結核菌は速やかに耐性を獲得するため，通常イソニアジドかエタンブトールを併用する．なお，結核の化学療法では殺菌性のイソニアジドとリファンピシンを含む多剤併用処方が原則である.

×

●5　リファンピシン服用中の患者の糞便が時に橙赤色を呈することがある.
□
□

⑤ リファンピシンは糞便だけでなく，体液への移行が良いため，唾液や涙，汗，尿も橙赤色に着色することがある．服用後，下着やソフトコンタクトレンズなどが着色することがあるが，心配ないことを投与前に説明しておく.

○

●6　デラマニドは結核菌のRNA合成を阻害することで抗菌活性を示す.
□
□

⑥ デラマニドは，結核菌の最外周部に存在する長鎖脂肪酸のミコール酸合成を特異的に阻害して結核菌の増殖を抑える．これにより多剤耐性結核菌を含む結核菌群に対して抗菌活性を有する．またベダキリンは結核菌のATP合成酵素活性を阻害して抗菌活性を示す.

×

重要なくすり　デラマニド（デルティバ），ベダキリン（サチュロ），

問　題　　解説と解答

8.5　抗ウイルス薬

●1　ウイルス疾患の治療には抗菌性抗生物質が有用である.
□
□

① 抗菌性抗生物質の薬効機序は細菌細胞の生命現象(細胞壁生成, 蛋白質合成, 核酸合成, 葉酸生合成)を障害することである. ウイルスにはこれら生命現象がないため, ウイルス疾患に対して抗菌性抗生物質は無効である.

×

●2　オセルタミビルはインフルエンザウイルスの宿主細胞への吸着を抑制する作用がある.
□
□

② インフルエンザウイルスの表面糖蛋白には宿主細胞に吸着するのに必要となるヘマグルチニンと, 感染した宿主細胞から遊離するのに必要となるノイラミニダーゼの2種類ある. オセルタミビルなどの抗インフルエンザウイルス薬はノイラミニダーゼの機能を阻害し, 他の細胞への感染や増殖を抑制する. 新型または再興型インフルエンザ感染症に用いるファビピラビルはRNAポリメラーゼの機能を阻害し, RNAウイルスの複製を阻害する. パーキンソン病治療薬として用いられているアマンタジンは, A型インフルエンザウイルスの宿主細胞への侵入や脱殻を阻止する作用がある.

×

重要なくすり　**インフルエンザ治療薬**：ザナミビル(リレンザ), オセルタミビル(タミフル), ペラミビル(ラピアクタ), ラニナミビル(イナビル), ファビピラビル(アビガン), アマンタジン(シンメトレル)

問　題　　　解説と解答

8.5　抗ウイルス薬

●3　バロキサビルは<u>単回投与</u>で治療が完結するインフルエンザ治療薬である．
□
□

③ バロキサビルはインフルエンザウイルスが有する特有酵素の<u>Cap依存性エンドヌクレアーゼ</u>を選択的に阻害してウイルスの<u>mRNA合成を阻害</u>する新しい作用機序を有する薬剤であり，<u>1回の投与</u>で治療が完了する．ただし，<u>耐性ウイルス</u>の出現が認められ，耐性化率も増加している．

重要なくすり　**インフルエンザ治療薬：**バロキサビル（ゾフルーザ）

○

●4　SARS-CoV-2による新型コロナウイルス感染症（COVID-19）の治療に用いる<u>経口抗ウイルス薬</u>はいずれも<u>ウイルスが細胞内に侵入するのを防ぐ</u>．
□
□

④ モルヌピラビルはRNAウイルスの<u>RNAポリメラーゼ</u>の機能を阻害し，ニルマトレルビル・エンシトレルビルは<u>ウイルス増殖</u>に必要となる<u>3CLプロテアーゼ</u>を選択的に阻害して，それぞれSARS-CoV-2の複製を抑制する．

重要なくすり　**SARS-CoV-2（COVID-19）治療薬：**モルヌピラビル（ラゲブリオ），ニルマトレルビル（パキロビッド），エンシトレルビル（ゾコーバ）

×

●5　アシクロビルは単純ヘルペスウイルスや水痘・帯状疱疹ウイルスなどの<u>ヘルペスウイルス</u>に有効である．
□
□

⑤ アシクロビルは<u>ヘルペスウイルス</u>のもつチミジンキナーゼによってリン酸化されてウイルスの<u>DNA</u>合成を阻害する．一方，<u>非感染細胞</u>ではアシクロビルはリン酸化されないので，<u>感染細胞</u>のウイルスの増殖のみを選択的に抑制する．<u>バラシクロビル</u>は経口投与後<u>肝初回通過</u>でアシクロビルに変換される<u>プロドラッグ</u>である．

重要なくすり　**ヘルペスウイルス感染症治療薬：**アシクロビル（ゾビラックス），バラシクロビル（バルトレックス），ビダラビン（アラセナA），ファムシクロビル（ファムビル），アメナメビル（アメナリーフ）

○

問　題　　解説と解答

8.5　抗ウイルス薬

●6　□□　サイトメガロウイルス感染症に用いるガンシクロビルは，ウイルスのDNAポリメラーゼを阻害して作用する．

⑥ ガンシクロビルは，サイトメガロウイルスに感染した細胞内でウイルスによりリン酸化を受けたのちウイルスのDNAポリメラーゼを阻害し，複製を抑制する．ホスカルネットは，直接ウイルスのDNAポリメラーゼを阻害する．バルガンシクロビルは，ガンシクロビルのプロドラッグである．いずれも骨髄抑制と腎毒性が注意すべき副作用である．レテルモビルは，ウイルスのターミナーゼ複合体を選択的に阻害して作用するため，骨髄抑制や腎毒性の発現が少ない．

〇

重要なくすり　**サイトメガロウイルス感染症治療薬**：ガンシクロビル（デノシン），バルガンシクロビル（バリキサ），ホスカルネット（ホスカビル），レテルモビル（プレバイミス）

●7　□□　AIDS（後天性免疫不全症候群）の原因となるHIV-1（ヒト免疫不全ウイルス1）感染症の治療は，数種類の抗HIV薬を用いる多剤併用療法が基本である．

⑦ 逆転写酵素を阻害するジドブジン，ジダノシン，ラミブジン，HIV特異的プロテアーゼの阻害薬であるサキナビル，インジナビル，リトナビル，HIVウイルスが細胞に侵入することを防ぐCCR5受容体遮断薬，HIVウイルスの遺伝子が宿主細胞のDNAに挿入されることを防ぐHIVインテグラーゼ阻害剤などを併用してAIDSの発症を抑制する．

〇

重要なくすり　**HIV感染症治療薬**：ジドブジン（レトロビル），ラミブジン（エピビル），ネビラピン（ビラミューン），エファビレンツ（ストックリン），リルピビリン（エジュラント），リトナビル（ノービア），ホスアンプレナビル（レクシヴァ），アタザナビル（レイアタッツ），ドルテグラビル（テビケイ），マラビロク（シーエルセントリ）

8.6　抗真菌薬

●1　アムホテリシンBは真菌の深在性感染症の第一選択薬である．
□
□

① アムホテリシンBは真菌細胞膜のステロールと結合して膜機能を障害し，殺菌性に作用する．カンジダ，アスペルギルス，ムコール，クリプトコッカスなどの各種真菌に対して強い抗菌活性を示すため，全身性真菌症や深在性真菌症の第一選択薬である．ゆっくり静注する．なお，経口製剤は吸収されないので，消化管の表在性カンジダ症に用いる．

重要なくすり　**ポリエン系抗真菌薬**：アムホテリシンB（ファンギゾン，アムビゾーム）

○

●2　イミダゾール系合成抗真菌薬は内服薬として用いられる．
□
□

② イミダゾール系合成抗真菌薬のミコナゾールは注射剤・経口用ゲル剤，膣坐剤があり，深在性真菌症だけでなく皮膚真菌症や表在性真菌症の治療に用いられる．それ以外はクリーム剤か外用剤があり，表在性真菌症の治療に用いる．

重要なくすり　**イミダゾール系抗真菌薬**：ミコナゾール（フロリード），クロトリマゾール（エンペシド），オキシコナゾール（オキナゾール），ケトコナゾール（ニゾラール）

×

問　題　　解説と解答

8.6　抗真菌薬

●3　トリアゾール系抗真菌薬を使用するときには併用薬に注意する必要がある.
□
□

③ トリアゾール系薬物は消化管からの吸収に優れ，経口剤あるいは注射剤として用いられるが，肝薬物代謝酵素のチトクロームCYP2C9, 2C19, 3A4を阻害するため，これにより代謝されるワルファリン，シクロスポリン，ミダゾラム，スタチン系脂質異常症治療薬，エリスロマイシン，シクロホスファミドなどと併用すると，併用薬の血中濃度が上昇する.

重要なくすり　**トリアゾール系抗真菌薬**：フルコナゾール（ジフルカン），イトラコナゾール（イトリゾール），ボリコナゾール（ブイフェンド），エフィナコゾール（クレナフィン）　○

●4　ミカファンギンの抗真菌作用は細胞壁合成の阻害である.
□
□

④ ミカファンギンが属するキャンディン系抗生物質は真菌細胞の細胞壁に特有な1, 3-β-Dグルカンの生合成を阻害する．カンジダ，アスペルギルスに対して効果を示す.

重要なくすり　**キャンディン系抗真菌薬**：ミカファンギン（ファンガード），カスポファンギン（カンサイダス）　**その他抗真菌薬**：テルビンフィン（ラミシール），フルシトシン（アンコチル），ブテナフィン（メンタックス），アモロルフィン（ペキロン），リラナフタート（ゼフナート）　○

問　題　　　　解説と解答

8.7　抗原虫薬・駆虫薬

●1　キニーネはマラリアの予防に用いられる.
□
□

①　キニーネは赤血球内のマラリア原虫に対して特異的に毒性を示すため治療効果はあるが，予防効果はほとんどない．胃腸障害や視神経障害，血液障害，腎障害，心毒性など有害作用が比較的強く現れるため，近年あまり使用されなくなった．予防にはメフロキン，アトバコン・プログアニル合剤が用いられている．マラリアの根治療法にはオーファンドラッグ（希少疾病用医薬品）のプリマキンを用いる．

重要なくすり　**マラリア治療薬**：メフロキン（メファキン）アトバコン・プログアニル合剤（マラロン），プリマキン

×

●2　トリコモナスの治療に用いるメトロニダゾール服用中は飲酒を避ける.
□
□

②　メトロニダゾールはアルデヒド脱水素酵素の阻害作用があるため，血中アセトアルデヒドが上昇し悪酔いの状態となる．メトロニダゾールは赤痢アメーバにも有効である．

重要なくすり　**トリコモナス治療薬**：メトロニダゾール（フラジール，アネメトロ），チニダゾール

○

●3　ピランテル（コンバントリン）は各種蠕虫に有効な広域駆虫薬である.
□
□

③　ピランテルはスペクトルの広い駆虫薬で，鞭虫以外の各種蠕虫（蟯虫，回虫，鉤虫，東洋毛様線虫）に有効である．鞭虫にはメベンダゾールを用い，条虫や吸虫にはプラジカンテル，腸管アメーバにはパロモマイシンをそれぞれ用いる．

重要なくすり　**駆虫薬**：ピランテル（コンバントリン），イベルメクチン（ストロメクトール），ピペラジン（ベキシン），メベンダゾール，プラジカンテル（ビルトリシド），パロモマイシン（アメパロモ）

○

問　題　　　解説と解答

8.8　免疫抑制薬・抗リウマチ薬

●1　免疫抑制薬は，体内で起こっている過剰な免疫反応や炎症反応を抑える．
□
□

① 骨髄，心臓，腎臓，肝臓など移植臓器後の拒絶反応の抑制のために用いるほか，関節リウマチ，全身性エリテマトーデス，強皮症，多発性筋炎などの膠原病（自己免疫疾患）やネフローゼ症候群などで，ステロイド薬では効果が乏しいときなどに用いる．

○

重要なくすり　免疫抑制薬

代謝拮抗薬：アザチオプリン（イムラン），ミゾリビン（ブレディニン），ミコフェノール（セルセプト），メトトレキサート（メソトレキサート，リウマトレックス）　**アルキル化薬：**シクロホスファミド（エンドキサン）　**カルシニューリン阻害薬：**シクロスポリン（サンディミュン，ネオーラル），タクロリムス（プログラフ，グラセプター）　**JAK阻害薬：**トファシニチニブ（ゼルヤンツ），ウパダシチニブ（リンヴォック），フィルゴチニブ（ジセレカ）　**その他：**エベロリムス（サーティカン），グスペリムス（スパニジン），パリキシマブ（シムレクト），ヒドロキシクロロキン（プラケニル）

●2　シクロスポリンの免疫抑制機構はT細胞の活性化を抑制することに由来する．
□
□

② 抗原提示細胞がT細胞に結合すると，細胞内シグナル伝達に関わるカルシニューリンが活性化し，インターロイキン（IL）-2が産生される．IL-2は細胞傷害性T細胞の分化誘導やNK細胞活性化など，免疫調節機構に広く関与している．シクロスポリンやタクロリムスはカルシニューリンの機能を阻害し，IL-2産生を抑制することで，T細胞の活性化を抑えて免疫機能を減弱する．

○

問　題　　解説と解答

8.8　免疫抑制薬・抗リウマチ薬

●3　タクロリムスには免疫抑制薬共通の日和見感染のほか，まれに腎不全・心不全などの重篤な副作用が現れることがある．
□
□

③ 免疫機能が抑制されるため，一般細菌以外に結核，サイトメガロウイルス感染症，帯状疱疹，ニューモシスチス肺炎など，いわゆる日和見感染症の発症が問題となる．また，腎血管抵抗上昇による血流量低下と尿細管間質性腎炎によって重症腎障害が現れる．その他，高血糖，高血圧，脂質代謝異常，多毛などの症状も現れる．血中濃度測定で副作用を予見でき，副作用が出ても多くは減量や中止で軽快する．

○

●4　メトトレキサートは関節リウマチ治療の第1選択薬である．
□
□

④ 免疫抑制薬のメトトレキサートは免疫グロブリンや炎症性サイトカインの産生を抑制し，さらに滑膜組織や軟骨組織の破壊にかかわるコラゲナーゼ産生を抑制する．また，異常な血管新生や滑膜増生を抑制する作用も併せ持っていることから，関節リウマチの中心的な薬剤として用いられている．

○

重要なくすり　関節リウマチ治療薬

免疫調節薬：金チオリンゴ酸（シオゾール），ブシラミン（リマチル），サラゾスルファピリジン（アザルフィジン）　**免疫抑制薬**：メトトレキサート（リウマトレックス），レフルノミド（アラバ），トファシニチニブ（ゼルヤンツ），タクロリムス（プログラフ），バリシチニブ（オルミエント），ペシフィシチニブ（スマイラフ）

問　題　　　解説と解答

8.8　免疫抑制薬・抗リウマチ薬

●5　難治性関節リウマチ治療には腫瘍壊死因子（TNF-α）やインターロイキン（IL）-6受容体の抗体製剤を用いる．
□
□

⑤ 腫瘍壊死因子（TNF）-αは本来腫瘍を死滅させるのに必要となる生体物質であるが，関節リウマチの関節では大量に産生され，炎症や関節破壊の原因となる．TNF-αに対する抗体はTNF-αと結合してTNF-αの作用を低減させる．IL-6阻害薬やT細胞機能抑制薬を用いることもある．

（重要なくすり）関節リウマチ治療薬　○

TNF-α阻害薬：エタネルセプト（エンブレル），アダリムバブ（ヒュミラ），インフリキシマブ（レミケード），ゴリムマブ（シンポニー），セルトリズマブ（シムジア）　**IL-6阻害薬**：トシリズマブ（アクテムラ），サリルマブ（ケブザラ）
T細胞機能抑制薬：アバタセプト（オレンシア）

●6　顕微鏡的多発血管炎（ANCA関連血管炎）の治療には，ステロイド薬やシクロフォスファミドに加え，新しくアバコバンが使えるようになった．
□
□

⑥ 副腎皮質ステロイドや免疫抑制薬としてのシクロフォスファミドを用いて，血管の炎症を全て消失させ，その状態を維持することが重要となる．アバコバンは，補体カスケードの終末産物であるC5aを阻害し，好中球を介した炎症を抑制する．

（重要なくすり）**免疫抑制薬**：補体Ca5受容体阻害剤　アバコパン（タブネオス）　○

問　題　　　解説と解答

9. 悪性腫瘍治療薬

9.1　アルキル化薬

●1　アルキル化薬の抗腫瘍効果は，腫瘍細胞の細胞周期に依存する．

□
□

① アルキル化薬はDNAをアルキル化し共有結合を形成することにより，DNAの複製を障害する．したがって，アルキル化薬の作用には細胞周期特異性はなく，G$_0$期（休止期）の細胞にも作用する．

×

参照事項　細胞周期と悪性腫瘍治療薬 ☞ 178頁参照

重要なくすり　アルキル化薬：シクロホスファミド（エンドキサン），ブスルファン（マブリン），ニムスチン（ニドラン），イホスファミド（イホマイド），メルファラン（アルケラン），ストレプトゾシン（ザノサー），ダカルバジン，プロカルパジン，テモゾロミド（テモダール）

●2　シクロホスファミドの特徴的な副作用に出血性膀胱炎がある．

□
□

② 出血性膀胱炎はシクロホスファミドやイホスファミドの活性代謝産物であるアクロレインが尿中に排泄され尿路上皮を障害して生じる．これを予防するため，十分補液して尿量を保ち，またアクロレインと結合して毒性を失なわせるメスナを併用する．

○

重要なくすり　イホスファミド・シクロホスファミド泌尿器系障害発現抑制薬：メスナ（ウロミテキサン）

●3　シクロホスファミドは白血病などの造血器の腫瘍にも有効である．

□
□

③ シクロホスファミドは乳癌，小細胞肺癌，卵巣癌，肉腫などの固形腫瘍に対して抗腫瘍活性を有するほか，急性白血病，悪性リンパ腫などの造血器腫瘍に対しても有効である．

○

参照事項

■細胞周期と悪性腫瘍治療薬

細胞はG_0期（停止期）から，まずG_1期（複製前準備期）に入りS期（DNA合成期）を経て，再びG_2期（分裂前準備期）に入り，その後M期（分裂期）に至って細胞分裂して増殖します．悪性腫瘍治療薬の中には，この細胞周期の特定の時期に特異的に作用するものがあります．この細胞周期依存性の薬物の場合は，長期間血中濃度を維持して特定の周期に入った細胞を殺滅できるようにしなければなりません．

細胞周期	抗腫瘍薬	薬物例	作用機序
非依存的	アルキル化薬	シクロホスファミド，ニムスチン	標的分子（DNA）にアルキル基（$-CH_2-CH_2-$）を結合させ，DNAの複製を阻害する．
	抗生物質	ドキソルビシン，アクチノマイシンD	微生物が産生する物質で，その多くはDNA合成を阻害する．
	白金錯化合物	シスプラチン	DNA合成を阻害する．
	ホルモン・ホルモン拮抗薬	抗エストロゲン薬，抗アンドロゲン薬	ホルモン依存性腫瘍に有効．
	トポイソメラーゼ阻害薬	イリノテカン，エトポシド	DNA合成を阻害する．
特異的	代謝拮抗薬	シタラビン，5-FU，6-MP，メトトレキサート	S期に作用し，核酸や蛋白質代謝過程を阻害する．
	ビンカアルカロイド	ビンクリスチン，ビンブラスチン	M期に作用し，微小管（チュブリン重合体）に結合し細胞分裂を阻害．
	抗生物質	ブレオマイシン	G_2期およびM期に，DNAに特異的に作用する．

問　題　　　解説と解答

9.1　アルキル化薬

●4　ニトロソウレア系のニムスチンは脳腫瘍に用いることができる.
□
□

④　ニムスチンは脂溶性が高く，血液脳関門を容易に透過できることから，脳への移行が良好であり脳腫瘍に用いる．そのほか，消化器癌，肺癌，悪性リンパ腫などにも用いる．

○

●5　ダカルバジンは肺癌治療に用いることができる.
□
□

⑤　ダカルバジンは肝臓で脱メチル化を受けて活性化され，DNA をアルキル化する．悪性黒色腫，ホジキンリンパ腫および褐色細胞腫の治療に用いられる．肺癌に対しては適用を受けていない．

×

問　題　　　解説と解答

9.2　代謝拮抗薬

●1　メトトレキサートの抗腫瘍効果は細胞周期に依存する．
□
□

① 細胞内に入ったメトトレキサートは葉酸還元酵素（ジヒドロ葉酸レダクターゼ）を阻害し，DNA合成に必要な還元型葉酸を枯渇させることにより，細胞の増殖を抑制する代謝拮抗薬である．したがって，DNA合成期（S期）に特異的に作用する．急性白血病，急性リンパ性白血病，慢性骨髄性白血病，絨毛性腫瘍に用いる．

○

重要なくすり　代謝拮抗薬

葉酸拮抗薬：メトトレキサート（メソトレキセート），ペレトレキセド（アリムタ）　**ピリミジン拮抗薬**：フルオロウラシル（5−FU），カペシタビン（ゼローダ），テガフール（フトラフール），シタラビン（キロサイド），ゲムシタビン（ジェムザール）　**プリン拮抗薬**：メルカプトプリン（ロイケリン），フルビダラビン（フルダラ），クラドリビン（ロイスタチン），ペントスタチン（コホリン），クロファラビン（エボルトラ）　**その他**：ヒロドロキシカルバミド（ハイドレア），L-アスパラギナーゼ（ロイナーゼ），アナグレリド（アグリリン），アザシチジン（ビダーザ）

●2　代謝拮抗薬は腫瘍細胞のDNA合成と修復に関わる代謝を阻害して作用する．
□
□

② メトトレキサートは葉酸代謝を，フルオロウラシルはピリミジン代謝を，メルカプトプリンはプリン代謝を，シタラビンはDNA代謝（DNAポリメラーゼ）をそれぞれ阻害して作用する．ヒドロキシカルバミドはリボヌクレオチドレダクターゼの機能阻害によりプリン体含有量を減少させる．その結果DNA合成が妨げられるだけでなく，修復も阻害されるため，最終的に腫瘍細胞が死滅する．

○

問　題　／　解説と解答

9.2　代謝拮抗薬

3　テガフールは体内で5-フルオロウラシルに代謝されて抗腫瘍効果を示す．

③ テガフールは，生体内で5-フルオロウラシルに代謝されて作用するプロドラッグである．緩徐に代謝を受けるので，長時間作用させることができる．

○

重要なくすり　レボホリナート（アイソボリン）

4　5-フルオロウラシルの抗腫瘍効果は，レボホリナートとの併用により増強する．

④ 5-フルオロウラシルは体内で代謝されフルオロデオキシウリジン1リン酸となり，チミジル酸合成酵素に結合してDNA合成を阻害する．レボホリナートはこの結合を強化して抗腫瘍効果を増強する．

○

5　アスパラギナーゼは抗腫瘍効果のあるアスパラギン酸の誘導体である．

⑤ アスパラギナーゼはアミノ酸のアスパラギン酸を分解する酵素であり，アスパラギン要求性腫瘍細胞を栄養欠乏状態にして抗腫瘍効果を示す．急性白血病や悪性リンパ腫に用いる．大腸菌由来の蛋白（異種蛋白）であるため，アナフィラキシーショックを起こす可能性がある．

×

問　題　　　解説と解答

9.3　抗生物質

●1　アントラサイクリン系のドキソルビシンの特徴的な副作用は心毒性である．
□
□

① ドキソルビシン（アドリアマイシン）は悪性リンパ腫や肺癌，消化器癌などの固形腫瘍に用いられているが，総投与量に依存して不可逆的な心筋障害（心毒性）の危険性が増加する．また，ドキソルビシンを投与された患者尿は赤色を呈することがある．

○

重要なくすり　**抗生物質（アントラサイクリン系）**：ドキソルビシン（アドリアシン，ドキシル），ダウノルビシン（ダウノマイシン），ピラルビシン（テラルビシン），イダルビシン（イダマイシン）

●2　ドキソルビシンの抗腫瘍作用は2本鎖DNAへの架橋形成を介してDNAの開裂を阻止しDNAの複製を阻害することによる．
□
□

② DNAの2本鎖はらせん構造をしている．複製時にはこの構造を直線構造にしなければならないが，そのまま伸ばすだけだと「ねじれ」が生じる．トポイソメラーゼII型は2本鎖DNAをいったん切断し，ねじれを解消した後に再度結合させるための酵素で，この働きにより「ねじれ」が解消されてDNA複製が可能となる．ドキソルビシンはトポイソメラーゼIIの働きを阻害してDNA合成を抑制する．DNAへの架橋形成により作用するのはマイトマイシンCである．

×

問　題　　解説と解答

9.3　抗生物質

● 3　ブレオマイシンの副作用で最も注意すべきは骨髄抑制による顆粒球減少症である.
□
□

③ ブレオマイシンは骨髄抑制作用が比較的少ないが，間質性肺炎や肺線維症などの肺毒性が特徴的な副作用である．抗腫瘍作用機構はDNA鎖の切断である．

重要なくすり　抗生物質（その他）：ブレオマイシン（ブレオ），アクチノマイシンD（コスメゲン），マイトマイシンC（マイトマイシン），ペプロマイシン（ペプレオ）　×

9.4　微小管阻害剤

● 1　ビンクリスチンは中枢神経障害が問題となる.
□
□

① ビンクリスチンは脳内に移行しない．副作用として問題になるのは末梢神経障害であり，箸が持てなくなったり，ボタンがかけられなくなるのが初発症状である．

重要なくすり　微小管阻害剤　×

ビンカアルカロイド：ビンクリスチン（オンコビン），ビンブラスチン（エクザール），ビンデシン（フィルデシン），ビノレルビン（ナベルビン）　**タキサンアルカロイド：**パクリタキセル（タキソール），ドセタキセル（タキソテール），カバジタキセル（ジェブタナ）　**その他：**エリブリン（ハラヴェン）

問　題　　解説と解答

9.4　微小管阻害剤

●2　ビンクリスチンの静脈投与の際は，血管から漏出しないようにする必要がある．
□
□

② ビンカアルカロイドは組織を傷害して壊死させるため，静注にあたって血管外漏出しないよう細心の注意をする必要がある．万が一，漏出した場合は，ステロイド剤の局所投与などを行う．また，ビンカアルカロイドの血管外漏出の場合は，漏出部位を冷やすとかえって潰瘍が形成されやすくなるので，保冷は禁忌である．

○

●3　ドセタキセルは肺癌治療に用いることができる．
□
□

③ ドセタキセルは乳癌，非小細胞肺癌，胃癌，卵巣癌，子宮体癌，前立腺癌など多くの固形癌に対して標準的な治療薬として用いられている．消化器毒性は少ないが，浮腫，粘膜障害，脱毛などの有害作用が現れる．

○

9.5　白金錯化合物

●1　白金錯化合物の制癌機構は2本鎖DNAの架橋形成による複製阻害である．
□
□

① 白金錯化合物の制癌機構はアルキル化剤と類似の作用であり，1本鎖DNA内や2本鎖DNA間またはDNAと蛋白質の間に架橋を形成してDNA合成を抑制することである．

○

重要なくすり　白金錯化合物：シスプラチン（ランダ），ミリプラチン（ミリプラ），カルボプラチン（パラプラチン），ネダプラチン（アクプラ），オキサリプラチン（エルプラット）

問　題　　　解説と解答

9.5　白金錯化合物

●2　シスプラチンを投与された患者は激しい悪心・嘔吐に悩まされる．
□
□

② シスプラチン投与数時間後から激しい悪心・嘔吐が現われる．制吐にはコルチコステロイド（デキタメタゾン），NK_1受容体遮断薬（アプレピタント），セロトニン$5\text{-}HT_3$受容体遮断薬（グラニセトロン，オンダンセトロン）の3剤を併用する．そのほか，注意すべき副作用は腎毒性であり，十分な補液で尿量を確保して予防する．

○

●3　カルボプラチンはシスプラチンよりも重篤な有害作用が現れやすい．
□
□

③ シスプラチンは制癌活性が高いものの，重篤な腎毒性が現れやすいことが問題であった．カルボプラチンはシスプラチンの制癌活性を弱めることなく，腎毒性の発症を軽減することを目的に開発された．なお，同種薬剤のオキサリプラチンでは手・足や口唇周辺部の感覚異常や知覚不全がほぼ全ての症例で現れる．

×

●4　ミリプラチンは点滴静脈で投与する．
□
□

④ シスプラチンの誘導体のミリプラチンは，油性造影剤のヨードケシ油に懸濁し，肝動脈から局所注入する．肝細胞癌に親和性が高いため，腫瘍局所での滞留性が高く，全身循環への移行は微量で，腎毒性も低い．

×

問　題　　解説と解答

9.6　ホルモン療法薬

1　乳癌の内分泌療法にはエストロゲン受容体拮抗薬のタモキシフェンが使用される.

① タモキシフェンは乳癌細胞の核内にあるエストロゲン受容体に結合し，エストラジオールの作用を遮断して，抗エストロゲン作用を示す．メドキシプロゲステロンはエストロゲン分泌抑制作用を有するため，タモキシフェンと同様の治療効果が得られる．いずれもホルモン感受性の進行性乳癌に対して経口投与で使用されている.

〇

重要なくすり　**抗エストロゲン薬**：タモキシフェン（ノルバデックス），トレミフェン（フェアストン），フルベストラント（フェソロデックス）　**プロゲステロン薬**：メドキシプロゲステロン（ヒスロン）

2　前立腺癌の治療薬としてアンドロゲン受容体拮抗薬フルタミドが用いられている.

② フルタミドはアンドロゲン受容体に結合して，ホルモン依存性の前立腺癌に対して制癌作用を示す.

〇

重要なくすり　**抗アンドロゲン薬**：フルタミド（オダイン），ビカルタミド（カソデックス），エンザルタミド（イクスタンジ），アビラテロン（ザイティガ），ダロルタミド（ニュベクオ）

問　題　　　　解説と解答

9.6　ホルモン療法薬

●3　LH-RH作動薬の持続投与は性腺刺激ホルモンを分泌させるため，ホルモン依存性の前立腺癌や乳癌には禁忌である．
□
□

③ LH-RH（性腺刺激ホルモン放出ホルモン）作動薬はLH-RH受容体に結合して，下垂体前葉から性腺刺激ホルモンの分泌を促進させ，最終的に精巣からのテストステロンおよび卵巣からのエストロゲンの産生・分泌を促進する．このLH-RH作動薬を持続的に投与すると，次第にLH-RH受容体の数が減少し，最終的にはLH-RHに対する反応がなくなる．その結果，精巣でのテストステロン分泌および卵巣でのエストロゲン産生が逆に抑制される．この機構を利用してLH-RH作動薬はホルモン依存性の前立腺癌や閉経前乳癌の治療に用いられる．

×

重要なくすり　LH-RH作動薬：ゴセレリン（ゾラデックス），リュープロレリン（リュープリン）　LH-RH遮断薬：デガレリクス（ゴナックス）

●4　アロマターゼ阻害薬は閉経前の乳癌の治療に用いられる．
□
□

④ 乳癌の発生や成長にはエストロゲンが必要である．閉経すると卵巣ではエストロゲンが産生されないが，酵素アロマターゼが副腎からのアンドロゲンを転化させてエストロゲンを作る．アロマターゼのステロイド結合部位に非可逆的に結合し不活化することで，エストロゲンへの転化を抑制し，閉経後の乳癌の発生や成長を抑える．

×

重要なくすり　アロマターゼ阻害薬：アナストロゾール（アリミデックス），エキセメスタン（アロマシン），レトロゾール（フェマーラ）

問　題　　　解説と解答

9.7　その他の抗悪性腫瘍薬

●1　トポイソメラーゼ阻害薬は細胞周期に依存せず，制癌活性を有する．
□
□

① トポイソメラーゼはDNAをいったん切断し，「ねじれ」や「ひずみ」を解消した後に再度結合させるための酵素で，この働きにより複製が可能となる．つまり，トポイソメラーゼが阻害されるとDNAの再結合が阻害されるためDNA合成が抑制される．したがって，細胞周期のS期に特異的に作用する抗悪性腫瘍薬である．トポイソメラーゼⅠはDNAの1本鎖を，トポイソメラーゼⅡは2本鎖をそれぞれ切断・結合する酵素である．

×

重要なくすり **トポイソメラーゼⅠ阻害薬**：イリノテカン（トポテシン，カンプト，オニバイド），ノギテカン（ハイカムチン）　**トポイソメラーゼⅡ阻害薬**：アエトポシド（ラステット，ベプシド），ゾブゾキサン（ペラゾリン），抗生物質（アントラサイクリン系　9.3参照）

●2　催奇形性のあるサリドマイドは再発性・難治性の多発性骨髄腫の治療薬として使用できる．
□
□

② 睡眠薬として開発され，妊娠悪阻（つわり）の治療薬として使われたことで，胎児に重篤な先天性異常（四肢奇形や心奇形など）が生じて販売停止となったが，治療抵抗性を示す多発性骨髄腫，らい性結節性紅斑およびクロウ深瀬（POEMS）症候群に対する有効性が認められ，厳格な管理の下にこれらの疾患に使用されている．サリドマイド類似の免疫調節薬のレナリドミド，ポマリドミドも多発性骨髄腫などの造血器腫瘍に使用されるが，催奇形性があり妊婦への投与は禁忌である．

○

重要なくすり **サリドマイド関連薬**：サリドマイド（サレド），レナリドミド（レブラミド），ポマリドミド（ポマリスト）

9.8　分子標的治療薬

●1　悪性腫瘍の治療に用いられる分子標的治療薬は全て注射剤である.
□
□

① 悪性腫瘍細胞に特異的または過剰に発現している特定分子をターゲットにして，その分子の機能を抑制して制癌作用を導く薬剤を分子標的治療薬と呼び標的分子に対するモノクローナル抗体（薬剤名語尾が“—mab”）と標的分子の阻害薬である低分子化合物（語尾が“—ib”）がある．モノクローナル抗体は点滴静注で用いるが，低分子化合物は経口でも用いられる．

×

重要なくすり　分子標的治療薬（モノクローナル抗体）

抗EGFR抗体：セツキシマブ（アービタックス），パニツムマブ（ベクティビックス）　**抗VEGF抗体**：ベバシズマブ（アバスチン）　**抗VEGFR抗体**：ラムシルマブ（サイザムラ）　**抗HER2抗体**：トラスツズマブ（ハーセプチン），ペルツズマブ（パージェタ）　**抗CD20抗体**：リツキシマブ（リツキサン），オファツムバツ（アーゼラ）　**抗CD38抗体**：ダラツムマブ（ダラザレックス），イサツキシマブ（サークリサ）　**抗CD52抗体**：レムツズマブ（マブキャンパス）　**抗CCR4抗体**：モガムリズマブ（ポテリジオ）

●2　分子標的治療薬は標的の腫瘍細胞のみを攻撃するので，これによる悪性腫瘍の治療では有害作用が現れない.
□
□

② 分子標的治療薬の重篤な有害作用は細胞傷害性の抗悪性腫瘍薬に比べて少ないが，発疹，爪の障害，倦怠感，発熱は高頻度に認められ，それぞれの薬物に特有な副作用も現れる．また，心不全，血栓症，高血圧，消化管穿孔，感染症など重篤な有害作用を起こし，死に至る場合もある．

×

問　題	解説と解答

9.8　分子標的治療薬

●3　分子標的治療薬は使用に際して，治療適用か否かは事前に検査して推定することができる．
□
□

③ 特定の分子構造を治療標的としているため，その分子が腫瘍細胞に発現していなければ治療効果が得られない．そこで，特定の薬物が有効かどうかを調べるコンパニオン診断や治療薬を探すための遺伝子パネル検査を治療前に実施する．

○

●4　リツキシマブは他の抗悪性腫瘍薬と併用してはならない．
□
□

④ リツキシマブは抗ヒトCD20モノクローナル抗体である．B細胞性悪性リンパ腫の多くにCD20抗原が発現しており，リツキシマブはこのCD20陽性細胞表面に結合し，細胞傷害作用を導く．単剤を投与して治療する投与方法もあるが，シクロホスファミド・ドキソルビシン・ビンクリスチン・プレドニゾロンと併せて治療する投与方法（R-CHOP療法）を選択することで治療効果が改善する．分子標的治療薬を含む悪性腫瘍の薬物療法では，薬剤用量や用法，組合せ，治療期間などを明記した治療計画（レジメン）を基に治療を行っていく．

×

参照事項　悪性腫瘍の薬物療法における主なレジメン ☞ 193頁参照

問　題　　　解説と解答

9.8　分子標的治療薬

●5　進行性の肺小細胞癌に用いるゲフィチニブおよびエルロチニブの重大な副作用は間質性肺炎である．
□
□

⑤ 発育が速く転移もしやすい肺小細胞癌には上皮成長因子受容体チロシンキナーゼ(EGRF-TK)を標的とするゲフィチニブおよびエルロチニブが用いられる．間質性肺炎が特徴的な重大な副作用である．

○

●6　免疫チェックポイント阻害薬は患者のT細胞による腫瘍細胞排除効果を機能させる薬剤である．
□
□

⑥ 本来T細胞は腫瘍細胞を排除しようと働くが，腫瘍細胞には免疫逃避（抑制）機能を有して排除から逃れて増殖するものもある．ニボルマブそのものには抗腫瘍効果はないが，この薬剤によって腫瘍細胞が抑えていた免疫機能を再び活性化させることができ，結果としてT細胞による抗腫瘍効果を発揮させる．このような薬剤を免疫チェックポイント阻害薬という．

○

重要なくすり 抗PD-1抗体：ニボルマブ（オプジーボ），ペムブロリズマブ（キイトルーダ），イピリムマブ（ヤーボイ）

●7　免疫チェックポイント阻害薬によって1型糖尿病が現れることがある．
□
□

⑦ 免疫チェックポイント阻害薬によってT細胞の活性が増加するが，これによりインスリンを産生する膵臓β細胞が攻撃を受けて細胞数が減少し，インスリン分泌不足による1型糖尿病の発症に繋がることがある．また，免疫過剰により，甲状腺機能障害，間質性肺炎，心筋炎などが発症する可能性もある．

○

問　題　　　解説と解答

9.8　分子標的治療薬

●8　Bcr-Ablチロシンキナーゼ阻害薬はフィラデルフィア染色体陽性の白血病治療に用いる.
□
□

⑧ 慢性骨髄性白血病には，フィラデルフィア染色体の異常によってBcr-Ablタンパク質が多く作られ，その後，Bcr-Ablチロシンキナーゼが恒常的に活性化し，細胞増殖の亢進やアポトーシス抑制が生じて発症する．このため，Bcr-Ablチロシンキナーゼ阻害薬は慢性骨髄性白血病の他，難治性のフィラデルフィア染色体陽性急性リンパ性白血病の治療に使われる.

○

重要なくすり 分子標的治療薬（小分子化合物）

EGFR阻害薬：ゲフィチニブ（イレッサ），エルロチニブ（タルセバ），アファチニブ（ジオトリフ），オシメルチニブ（タグリッソ）　**Bcr-Ablチロシンキナーゼ阻害薬**：イマチニブ（グリベック），ダサチニブ（スプリセル）　**VEGFR阻害薬**：アキシチニブ（インライタ）　**ALK阻害薬**：クリゾチニブ（ザーコリ），セリチニブ（ジカディア），ブリグチニブ（アルンブリグ）　**マルチキナーゼ阻害薬**：ソラフェニブ（ネクサバール），スニチニブ（スーテント）　**mTOR阻害薬**：エベロリムス（アフィニトール），シロリムス（ラパリムス）　**プロテアソーム阻害薬**：カルフィルゾミブ（カイプロリス），イキサゾミブ（ニンラーロ）

●9　経口投与する低分子分子標的薬には薬効が食事の影響を受けるものがある.
□
□

⑨ EGFR阻害剤のエルロチニブは食後に経口投与した場合，胃内pH低下により吸収が増加し，空腹時投与と比較してAUCが2倍に増加する．逆にマルチキナーゼ阻害薬のソラフェニブは，高脂肪食摂取後に投与すると脂肪に吸着され，AUCが約30％低下する.

○

問　題　　　解説と解答

参照事項

■悪性腫瘍の薬物療法における主なレジメン

悪性腫瘍に対して薬物療法を行う際，抗悪性腫瘍薬の組合せ，輸液，支持療法薬の投与順，投与方法，投与量，治療期間を考慮した治療計画を「レジメン」といいます．それぞれの悪性腫瘍に対して科学的根拠（エビデンス）にもとづく標準的なレジメンが，ガイドラインとして刊行されています．例えば，乳癌治療で用いられるAC療法はアドリアマイシン（adriamycin）とシクロホスファミド（cyclophosphamide）という作用機序の異なる2種類の抗悪性腫瘍と制吐剤，生理食塩水の輸液を1クールとして，3週間ごとに複数クール（通常は4クール）投与します．ただ，施設（病院）ごとに決まりごと（投与する順番，投与に掛ける時間など）があり，また患者によって若干の変更が加えられることがあるため，正確・誠実に作業することが求められます．抗悪性腫瘍薬は絶えず新しい薬剤が増えていますので，レジメンも変わることもあります．常に新しい情報を取り入れることが大切です．

●10 抗体薬物複合体製剤による治療はT細胞による免疫強化を利用する．
□
□

⑩ 抗体薬物複合体（antibody-drug conjugate：ADC）製剤とは抗体に殺細胞性抗悪性腫瘍薬（分子標的薬ではないタイプの抗悪性腫瘍薬）を結合させた薬剤である．抗体が特定分子構造をもつ細胞に結合する性質を利用し，殺細胞性抗悪性腫瘍薬を標的腫瘍細胞のみに届けることができるので，高い抗腫瘍効果が得られる．加えて，標的以外の細胞や組織に対する有害作用を回避しやすい利点もある．

×

重要なくすり　分子標的治療薬（抗体薬物複合体）

トラスツズマブ・デルクステカン（エンハーツ），イノツズマブ・オゾガマイシン（ベスポンサ），エンホルツマブ・ベドチン（パドセブ），ゲムツズマブ・オゾガマイシン（マイロターグ）

問　題　　　解説と解答

10. その他の疾患に対する予防・治療薬

10.1　ワクチン

●1　ワクチンを投与すれば，その病原体が起因する感染症を完全に防ぐことができる．
□
□

① 毒性を弱めた病原体を体内に入れることで，その病原体に対する抗体産生を促し，それ以後その病態が起因する感染症に対して抵抗性を持つようになる．個々の抗体産生の状況により，ワクチン接種者全員の発症を完全に防ぐことはできないが，罹患した場合でも軽症ですむことが多い．

×

●2　不活化ワクチンを用いて免疫を獲得する場合，接種回数は複数回必要である．
□
□

② ワクチンには生ワクチンと不活化ワクチン，成分ワクチン，トキソイドがある．生ワクチンは病原体（ウイルス・細菌）の毒性を弱めたものを使用する．液性免疫だけでなく細胞性免疫も獲得できるため，獲得できる免疫力は強く長期間続く．接種回数は少なくて済む．しかし，ワクチンに使われる病原体による副反応が現れる可能性がある．一方，不活化ワクチンは生ワクチンより有害反応は少ないが，液性免疫しか獲得できないため，免疫の続く期間は短い．このため複数回接種が必要なものが多い．新型コロナウイルス（SARS-CoV-2）感染症（COVID-19）にはmRNAワクチン，ウイルスベクターワクチンが開発され用いられている．

参照事項　ワクチンの種類 ☞ 195頁参照

○

問　題　　　解説と解答

参照事項

■ワクチンの種類

以下の疾患に対するワクチンが，それぞれ生ワクチン，不活化ワクチン，mRNAワクチン，ウイルスベクターワクチンとして提供されています．

ワクチンの種類	対象感染症・病原体
生ワクチン	麻疹・風疹（MR混合），結核（BCG） ムンプス，水痘，ロタウイルス，黄熱
不活化ワクチン	ポリオ（IPV），日本脳炎，肺炎球菌， HIb（ヘモフィリスインフルエンザ菌b型） A型肝炎，ワイル病，狂犬病
成分ワクチン	百日咳，インフルエンザ（HAワクチン），B型肝炎 HPV（ヒトパピローマウイルス）
トキソイド	破傷風，ジフテリア
mRNAワクチン	新型コロナ（COVID-19）
ウイルスベクターワクチン	新型コロナ（COVID-19）

混合ワクチン	内　容
二種混合MR	麻疹・風疹
三種混合DPT	ジフテリア・百日咳・破傷風
四種混合DPT-IPV	ジフテリア・百日咳・破傷風・ポリオ

●3　複数種類のワクチンを同時に接種すると十分な効果が得られない．

□
□

③ 複数種類のワクチンを接種する場合，副反応の原因を同定するためもあり，不活化ワクチンの場合は6日以上の間隔をあけ，生ワクチンの場合は27日以上の間隔を空けることとなっている．しかし，医師の判断で必要と認められた場合は，同日に複数種類接種することも可能で，有効である．また，新型コロナウイルスワクチンはインフルエンザウイルスワクチンと同時接種が可能である．

×

問　題　　　解説と解答

10.1　ワクチン

●4　ワクチン接種方法はいずれも静脈投与である．
□
□

④ ワクチン接種はそのほとんどが皮下注射か筋肉注射となっている．皮下注射の場合，橈骨神経への影響を避けるため，上腕後側で下1/3の部位に接種することが原則となっている．筋肉注射の場合は三角筋（乳児の場合は大腿前外側部）に投与する．臀部への筋肉注射は座骨神経損傷の危険と獲得免疫力の低下から行うべきではないとされている．ポリオの生ワクチンは経口投与する．また，点鼻で有効なインフルエンザワクチンも開発された．

×

●5　妊娠可能な女性が風しんワクチンを接種した場合，接種後2か月間は避妊が必要である．
□
□

⑤ 風しんワクチンは生ワクチンで提供されている．接種を受けた時点で妊娠をしていた場合，風疹ウイルスが胎盤を通過して胎児に感染し，先天性風疹症候群（先天性心疾患，難聴，白内障）を発症する危険性が否定できない．添付文書には「妊娠可能な婦人においては，あらかじめ約1か月間避妊した後接種すること，及びワクチン接種後約2か月間は妊娠しないよう注意させる」との記載がある．なお，厚生労働省は「世界的に見ても風疹ワクチンによる先天性風疹症候群の発生報告はない」との見解を公表している．

○

問　題	解説と解答

10.1 ワクチン

●6　mRNAワクチンに使用するmRNAは病原微生物から抽出する.
□
□

⑥ ウイルス蛋白を作る上で必要となる遺伝情報（mRNA）を人工的に合成し，その合成mRNAを薬物として生体内に投与することで，体内でウイルスの蛋白質の一部が合成され，免疫細胞によりその蛋白質に対する抗体が作られる．SARS-CoV-2ウイルスに対するワクチンではウイルス外側のスパイク蛋白質を産生するためのmRNAを用いている．

×

10.2 消毒薬

●1　消毒とは全ての病原微生物を殺滅することである.
□
□

① 消毒とは人体にとって有害な病原体・物質を除去や無毒化することを指す．病原性の有無を問わずすべての病原体を殺滅させるか，有毒物質を除去することは滅菌である．

×

●2　消毒用エタノールは全ての病原微生物に対して有効である.
□
□

② エタノール76.9–81.4 v/v％を含む溶液は手指，採血・注射部位の皮膚の消毒，医療機器の消毒など幅広い用途で用いられる．この濃度のアルコールは蛋白変性作用や溶菌作用を示すが，これより高濃度になると脱水作用によって変性作用が強く現れ，溶菌作用が減弱する．一般細菌，結核菌，コロナウイルスなどのエンベロープを持つウイルスには効果があるが，芽胞やエンベロープを持たないウイルスには効果が期待できない．イソプロピルアルコールを添加したものは酒税対象から外れる．

×

問　題　　　解説と解答

10.2 消毒薬

●3　エタノールが使用禁忌の患者の採血時の皮膚消毒にはクロルヘキシジンを用いることができる．
□
□

③ エタノールに対して過敏反応する場合，ポビドンヨードなどのヨウ素系製剤を用いる．着色により血管が見えにくくなったり，ヨウ素に対しても過敏反応がある場合は，0.05～0.5％クロルヘキシジン，または0.025～0.1％ベンザルコニウムを用いる．

○

●4　MRSAの患者に対応した医療職者の手指消毒に消毒用エタノールが有用である．
□
□

④ MRSA を含む黄色ブドウ球菌は消毒薬に対する抵抗性が弱いため，ほとんどの消毒薬が有効である．したがって，MRSAの消毒には生体への毒性が低く安全な消毒用エタノール，ポビドンヨード，クロルヘキシジン，ベンザルコニウムを選択する．

○

重要なくすり　消毒薬

アルデヒド類：グルタラール（サイデックス），ホルマリン　**過酸化物**：過酢酸（アセサイド），オキシドール，過マンガン酸カリウム　**ハロゲン化合物**：次亜塩素酸（デキサント），ポビドンヨード（イソジン），ヨードチンキ　**アルコール類**：エタノール，イソプロパノール　**フェノール類**：フェノール，クレゾール　**ビグアナイド類**：クロルヘキシジン（ヒビテン）　**第四級アンモニウム塩**：ベンゼトニウム（ハイアミン），ベンザルコニウム（オスバン）　**両性界面活性剤**：アルキルジアミンエチルグリシン（テゴー51）　**色素系**：アクリノール　**速乾性手指消毒薬**：エタノール（ウェルセプト），ベンザルコニウム（ウェルパス）

問　題　　　解説と解答

10.3 輸　　液

●1　生理食塩水は0.9w/v%の濃度に調整した塩化ナトリウム水溶液である．
□
□

① 0.9w/v%の塩化ナトリウム水溶液はヒトの体液とほぼ等張となるため，「生理食塩水」と呼ぶ．血管内に投与されると全て細胞外液に分布するため，細胞外液の欠乏時やナトリウム欠乏時，注射剤の希釈，皮膚・創傷面洗浄に使用される．生理食塩水にカリウムやカルシウムを加えたものをリンゲル液と呼ぶ．アシドーシスになることを避けるため，酢酸や乳酸，炭酸水素イオンを加えた酢酸リンゲル，乳酸リンゲル，重炭酸リンゲルがある．

○

●2　体重50kgの成人男性の細胞外液はおよそ10Lあり，組織液として7.5L分布する．
□
□

② 成人男性において，健常時の全体液（細胞内液と細胞外液の合計）は体重の60%を占めるが，そのうち細胞内液は体重の40%，細胞外液は20%（組織間液15%，血漿・リンパ液 4.5%，髄液などの体腔液 0.5%）の割合で存在する．なお，細胞内液にはカリウムイオン，リン酸イオン，細胞外液にはナトリウムイオン，塩化物イオンが多く含まれる．

○

問　題　　解説と解答

10.3 輸　液

●3　開始輸液（1号輸液）にはカリウムが含まれていない.
□
□

③ 細胞外液と自由水を混合した低張電解質輸液には1〜4号輸液がある. 開始(1号) 輸液はカリウムを含まないため, 病態不明で腎機能がわからず利尿の目処がつくまでや高カリウム血症が否定できない場合に用いられる.

○

参照事項　低張電解質輸液の種類 ☞ 200頁参照

参照事項

■低張電解質輸液の種類

低張電解質輸液には1〜4号輸液があります. 違いは以下の通りです.

1号輸液：5%ブドウ糖液と乳酸リンゲル液を1：1（1：2）に混合したもの
　開始液とも呼ばれ, 病態が不明の時に使用する.

2号輸液：1号輸液にカリウムを加えたもの
　脱水補給液とも呼ばれ, 利尿の目処がついた患者の低カリウム血症, 細胞内電解質が不足する脱水の治療に使われる. 総電解質濃度は最も高い.

3号輸液：5%ブドウ糖液と乳酸リンゲル液を2：1（3：1）に混合し, カリウムを加えたもの
　維持液とも呼ばれ, 2L程度の輸液によって, 成人の水分, ナトリウムイオン, カリウムイオンの1日必要量が含まれる. 経口摂取が難しい患者の水分・電解質の補給に用いられる.

4号輸液：3号輸液からカリウムを除いたもの
　術後回復液とも呼ばれ, 新生児や腎機能が低下している高齢者に用いられる.

問　題　　　解説と解答

10.3 輸　液

●4　5%ブドウ糖輸液の点滴静注はエネルギー補給の目的で用いられる.
□
□

④ 5%ブドウ糖輸液の浸透圧は生体とほぼ同じ(等張)である．ブドウ糖は生体でエネルギーとして用いられるが，5%の濃度であればすぐに代謝されるため，生体に入れば水のみが残る状態となる．生体は浸透圧を保つため，この水を体液比率に準じて，細胞内に2/3，細胞外に1/3の割合で分布させる．つまり，5%ブドウ糖輸液は細胞内と細胞外に水分補充する目的で用いられる．エネルギー補給目的であれば，50%，70%ブドウ糖輸液を中心静脈に投与する．

×

●5　中心静脈栄養法で管理している意識障害患者が乳酸アシドーシスを発症した場合，その原因としてビタミンB_1欠乏が考えられる.
□
□

⑤ ビタミンB_1が不足すると，グルコース代謝で産生されたピルビン酸が細胞内に蓄積する．この状態ではエネルギー産生ができないため，蓄積されたピルビン酸は乳酸脱水素酵素の作用で乳酸に変換されて細胞外へ放出される．また，乳酸脱水素酵素の作用で解糖系に必要となるNAD^+が産生されるので，再び解糖系によってエネルギーを獲得できる．このように，ビタミンB_1が不足すると乳酸産生の増加による乳酸アシドーシスになる場合がある．中心静脈栄養法を実施する場合は，ビタミンB_1欠乏に注意が必要である．

○

問　題　　解説と解答

10.3 輸　　液

●6　15%塩化カリウム点滴液はそのまま静脈に投与する.
□
□

⑥ 血液中のカリウム濃度の基準値は3.5〜5.0mEq/Lとされる. 15%塩化カリウム点滴液を原液のまま静脈内投与すると過剰投与となって高カリウム血症が生じる. これにより, 不整脈や心停止を生じる可能性がある. 15%塩化カリウム点滴液を使用する場合, 必ず注射用蒸留水, 5%ブドウ糖注射液, 生理食塩液などで希釈(希釈後の濃度は0.3w/v%(カリウムとして40mEq/L以下)を行う必要がある.

×

第7章　放射線検査と放射線治療に用いる薬物

問　題　　　解説と解答

1. 造影剤

1　造影剤とは画像診断検査の際に組織器官と周囲組織のコントラストを上昇させ，目的部位を明瞭に描出させるための薬物である．

① 造影剤はコントラスト（画像上の濃度差）を生み出して診断の助けとするため，陰影を造るためだけに用いられる．このため，造影剤には，1）化学的に安定であること，2）生体に対して無害であること，3）検査後にすみやかに排泄されることの条件が必要である．X線，MR，超音波検査それぞれに適した造影剤がある．

参照事項　医療に用いる放射線 ☞ 204頁参照

○

重要なくすり　造影剤

X線ヨード造影剤（血管・尿路）：イオプロミド（プロスコープ），イオメプロール（イオメロン），イオパミドール（イオパミロン），イオベルソール（オプチレイ），イオヘキソール（オムニパーク），イオジキサノール（ビジパーク）　**X線ヨード造影剤（その他）**：アミドトリゾ酸（ガストログラフィン，ウログラフィン），イオトロクス酸（ビリスコピン），イオトロラン（イソビスト），ヨード化ケシ油（リピオドール）　**消化管造影**：硫酸バリウム（バリトップ，バリトゲン）　**MRIガドリニウム造影剤**：ガドジアミド（オムニスキャン），ガドテリドール（プロハンス），ガドブトロール（ガドビスト），ガドテル酸（マグネスコープ），ガドキセト酸（EOB・プリモビスト）　**MRI造影剤（その他）**：フェルカルボトラン（リゾビスト），クエン酸鉄アンモニウム（フェリセルツ），塩化マンガン（ボースデル）　**超音波造影剤**：ペルフルブタン（ソナゾイド），ガラクトース・パルミチン酸（レボビスト）

問　題 | 解説と解答

参照事項

■医療に用いる放射線

X線は1895年ドイツのヴュルツブルクW.C.レントゲン教授が発見した電磁波の1種です．物質を透過し，蛍光物質を発光させることができるため，X線撮影，X線CTなど現代医療にはなくてはならないものです．また，X線は遺伝子に傷害を与え，細胞死を導くことから，がん治療にも用いられています．未知なるものとの由来からレントゲン教授は「X線」と命名しましたが，日本では一般的にレントゲンやレントゲン写真と呼ばれています．X線撮影検査を受けることを「レントゲンを撮る」と表現することもありますが，発見から130年近く経ってからも自分の苗字に動詞と組み合わされて表現されると考えると非常におもしろいですね．なお，X線以外に，医療では原子核を構成する電子・陽子・中性子，ヘリウムや炭素の原子核が主にがん治療で用いられています．また，X線以外に，超音波（パルスエコー法やドップラー法）や磁気（核磁気共鳴法）の作用を利用した画像診断も広く使われています．

●2　気管支喘息をもつ患者は経静脈的投与されたヨード造影剤によってアレルギー反応を起こしやすい．
□
□

②　気管支喘息などのアレルギー症をもつ方は，そうでない方に比べヨード造影剤によるアナフィラキシー反応を3～10倍起こしやすいと報告されている．症状は眼充血，鼻閉，鼻水，くしゃみ，咳，皮膚掻痒，じんましん，浮腫など軽症のものから，呼吸困難，アナフィラキシーショック（全身性アレルギー反応による血圧低下）など死亡につながる重篤なものまである．

○

問　題	解説と解答
●3　X線検査やMRIで用いる造影剤は，造影剤に含まれるそれぞれの元素の化学的性質により画像コントラストを描出できる． □ □	③ X線CTではX線透過性の低いヨードを造影剤に用い，MRIでは，常磁性物質のガドリニウムや鉄を造影剤として使用する．それぞれの物質の物理的性質で造影できる．
	×
●4　造影検査を受ける糖尿病患者は服用薬によっては検査後に休薬処置が必要な場合がある． □ □	④ とくに腎機能低下のある場合や高齢者の糖尿病患者がビグアナイド系糖尿病治療薬のメトホルミンを服用している場合，メトホルミンの重大な副作用である乳酸アシドーシスを起こす危険がある．メトホルミンは造影検査後48時間は休薬するように注意喚起されている．
	○
●5　胃や大腸などの消化管検査に用いる硫酸バリウムは消化管粘膜から吸収されて消化管を造影する． □ □	⑤ 消化管検査には消化管から吸収されず，X線透過性の低い硫酸バリウムを経口投与して用いる．投与時には誤嚥に注意し，投与後は消化管内に硫酸バリウムが滞留せぬよう，下剤などを処置する．検査時には胃内を膨張させて胃粘膜を観察しやすくするため，発泡剤を使用する．なお，注腸で大腸の造影検査に用いることもある．

重要なくすり　**発泡剤**：炭酸水素ナトリウム・酒石酸配合剤（バロス）　×

問　題	解説と解答
●6　下血はヨード造影剤で生じる重篤な副作用につながる初期症状である． □ □	⑥ ヨード造影剤による重篤な副作用につながるアナフィラキシー様反応の初期兆候として，嘔吐，くしゃみ，生あくび，冷汗，蕁麻疹，顔面蒼白などがみられる．
	×

問　題	解説と解答
●7　造影X線CT検査を行う場合，造影剤は右肘静脈から注入することが望ましい． □ □	⑦ 左肘静脈から投与した場合，心腔に到達するまでの距離が長いことによる造影剤の到達時間の遅延，左鎖骨下静脈や左腕頭静脈で造影剤の逆流や鬱滞による造影剤濃度の希釈などにより画像診断する上で問題が生じる恐れがある． ○
●8　消化管造影検査では検査前の絶食が必要であるが，血管造影検査の前に絶食する必要はない． □ □	⑧ 血管造影に用いるヨード造影剤には悪心・嘔吐が副作用として出現する場合があり，嘔吐物が気管へ流入する恐れがあるため，造影検査前は絶食とする．脱水状態は有害作用の危険因子となるため，飲水制限はしない．しかし，消化管造影検査の場合は絶食に加え胃内に水分があると造影剤濃度が希釈されて画像上に影響を与えるため，絶飲も必要となる． ×
●9　造影検査から数日後に有害作用が出る場合がある． □ □	⑨ 造影剤による副作用の多くは即時型で，数分以内に生じるが，まれに検査後1時間から数日後に現れる遅発性副作用も認められる．倦怠感，頭痛，めまい，嘔気嘔吐，蕁麻疹などの多彩な症状を示すが，大部分が一時的で，自然治癒することが多い． ○

問　題　／　解説と解答

●10　造影剤が血管外に漏出した場合はコンパートメント症候群を起こすことがある．

⑩ 造影剤は自動注入装置を使用して圧力負荷を掛けて投与されるので，血管外に造影剤が漏出することがまれに見られる．少量であれば疼痛・腫脹・水疱が見られるが，漏出量が多い場合はコンパートメント症候群を生じる危険性がある．軽症であれば漏出のみられた四肢を挙上し，疼痛・腫脹部を氷嚢で冷やす．疼痛持続や皮膚障害が見られた場合には副腎皮質ステロイド薬を用いて炎症反応を抑制する．コンパートメント症候群を起こした場合は，皮膚と筋膜の減張切開を施す必要がある．

参照事項　コンパートメント症候群 ☞ 208頁参照

○

●11　血管造影に用いるヨード造影剤の中には脊髄腔造影に用いることができないものがある．

⑪ 脊髄腔造影は脊髄腔内に投与した造影剤が脳脊髄液に混じり脳室内やクモ膜下腔に拡散した状況をX線撮影して観察する造影法である．用いる造影剤が神経系と直接接することから高い安全性が要求される．血管撮影に使用される造影剤の中には浸透圧が血漿浸透圧の2倍を超す高浸透圧の製剤もあり，これを用いると神経細胞が脱水変性し重篤な副作用を起こすことがある．したがって脊髄腔造影に使用できる造影剤は浸透圧が生理的食塩水とほぼ等しいイオトロラン（イソビスト）のヨード濃度240 mg/mLの製剤とイオヘキソール（オムニパーク）のヨード濃度240，300 mg/mLの製剤に限られる．

参照事項　イオン性造影剤と非イオン性造影剤 ☞ 208頁参照

○

問　題 | 解説と解答

参照事項

■コンパートメント症候群

前腕，下腿や大腿部などに骨折や打撲などの外傷を受けたとき，筋肉組織などの腫脹が起こり，その区画（コンパートメント）の内圧が上昇して区画内の筋肉，血管，神経などが圧迫され，壊死や神経麻痺を起こすことがあります．これをコンパートメント症候群といい，造影剤の比較的大量の漏出によっても同じような障害が起こることがあります．

■イオン性造影剤と非イオン性造影剤

水溶性ヨード造影剤はイオン性造影剤と非イオン性造影剤に分類されます．アミドトリゾ酸（ガストログラフィン，ウログラフィン）などのイオン性造影剤はトリヨード安息香酸のナトリウム塩またはメグルミン塩であり，溶液中でイオン化するため浸透圧が高くなります．これに対してイオトロランやイオヘキソールなどの非イオン性造影剤はトリヨード化ベンゼン核に親水性の分子を結合させた化合物ですので，水溶液中でイオン化せず浸透圧を低く抑えることができます．なお，血管内に投与するものは点滴静注胆嚢・胆管造影検査に使用するものを除き，すべて非イオン性造影剤となっています．

●12　造影剤投与の際には患者のeGFRを確認する必要がある．
□
□

⑪ 長期間にわたり人工透析を行っている腎障害患者や，eGFRが30 mL/分/1.73 m^2 未満の患者の場合は，ヨード造影剤投与後に造影剤腎症と呼ばれる一過性の腎機能悪化が見られる．可逆的症状ではあるが，生命予後にも関与することも指摘されている．造影検査前には必ず患者のeGFRを確認する必要がある．

○

問　題　　　解説と解答

2. 放射性医薬品

●1　放射性医薬品とは薬物自体から放射線が放出されるものである．
□
□

① 化学物質には自然の作用により放射線（α線，β線，γ線）を放出するものがある．このような物質を放射性物質（放射性同位元素・ラジオアイソトープ）と呼ぶ．患者にラジオアイソトープで標識した医薬品（放射性医薬品）を投与し，しばらく時間が経過したのちに投与された放射性医薬品が目的とする臓器や組織に集まったところを，体外から検出することで診断に役立てる．RI検査，核医学検査とも呼ばれる．

○

重要なくすり 放射性医薬品（検査薬）

脳血流検査：^{123}I-IMP（パーフューザミン），^{99m}Tc-HMPAO（セレブロテック），^{123}I-イソプロピル-4-ヨードアンフェタミン（イオフェタミン）　**パーキンソン病検査**：^{123}I-イオフルパン（ダットスキャン）　**てんかん焦点の検査**：^{123}I-イオマゼニル（ベンゾダイン）　**骨転移**：^{99m}Tc-HMDP（クリアボーン），^{99m}Tc-MDP（テクネMDP）　**甲状腺**：Na^{123}I（ヨードカプセル123）　**心筋血流**：^{201}TlCl（塩化タリウム），^{99m}Tc-テトロホスミン（マイオビュー），^{99m}Tc-MIBI（カーディオライト）　**腎機能**：^{99m}Tc-MAG$_3$（MAGシンチ），^{99m}Tc-DTPA（テクネDTPA）　**肺血流**：^{99m}Tc MAA（ラングシンチ，テクネMAA）　**肝機能**：^{99m}Tc-GSA（アシアロシンチ）

PET検査：悪性腫瘍の診断　^{18}F-FDG（FDGスキャン），**アルツハイマー病の診断（アミロイドベータ蛋白の検出）**　^{18}F-フロルベタピル（アミビット），^{18}F-フルテメタモル（ビザミル）

●2　核医学検査を受けると被曝により障害が現れる．
□
□

② 核医学検査1回あたりの被曝量は検査の種類により異なるが，10 mGy以下であり，被曝により身体的症状が現れることはない．

×

問　題	解説と解答
●3　検査終了後の患者からは放射線が放出されているので，他の患者を同室させることは避けなければならない． □ □	③ 検査が終了しても放射性医薬品は患者体内に残存しているため，放射線を放出している．しかし，その量はわずかであり，半減期も短いので，他の患者を別室に退避させるなどの措置は必要ない． ×
●4　特定の臓器に集積する放射性同位元素の性質を特定の疾患の治療に応用する． □ □	④ ヨウ素 (I) は体内に摂取すると甲状腺に集積する．この性質を利用して^{131}Iを甲状腺機能亢進症患者や甲状腺癌患者に投与すると，^{131}Iから放出された高エネルギーβ線が細胞傷害作用をきたし，治療効果を得ることができる．また，抗CD20抗体のイブリツモバブにイットリウム^{90}Yを標識させた医薬品によりCD20 陽性B 細胞性非ホジキンリンパ腫の治療に用いている．ラジウム (Ra) は骨に集まる特性をもつため，^{223}Raを骨転移を有す去勢抵抗性前立腺癌の治療に用いる． ○

重要なくすり　放射性医薬品 (治療薬)：ヨウ化ナトリウム，イブリツモマブ・チウキセタン (ゼヴァリン)，塩化ラジウム (ゾーフィゴ)

問　題	解説と解答
●5　^{18}F-FDGを用いたPET検査は，細胞や臓器の糖代謝を反映した画像検査法である． □ □	⑤　ブドウ糖類似物質の^{18}F-FDGは細胞に取り込まれても，エネルギーとして利用できずに細胞内に蓄積・集積するため，^{18}F由来の放射線を体外から検出することで細胞や臓器の糖代謝を反映した画像を得ることができる．ブドウ糖取り込みが多い臓器に加えて炎症細胞，腫瘍細胞にも^{18}F-FDGは集積するため，てんかんや感染症の診断，がんの病期分類・治療効果判定に利用される．血糖値が高い場合には病巣への集積が低下する場合もあるので，検査前の絶食や糖尿病治療薬の服用中止，ブドウ糖を含む輸液の停止といった前処置が必要になる．

○

3. 放射線治療副作用対策薬

●1　システインには放射線防護作用がある． □ □	①　放射線によって産生されるラジカルはDNAを傷害させるため，生物影響の原因となっている．メルカプト基（チオール：-SH）を有する含硫アミノ酸は酸化反応を受けやすいため，ラジカルを除去することができる．システインやグルタチオンなどチオールを有する化合物には放射線防護作用があるとされる．

○

重要なくすり　放射線防護剤：システイン（ハイチオール），グルタチオン（タチオン）

問　題	解説と解答
●2　放射線治療による悪心・嘔吐発症にはH_2受容体遮断薬を用いる. □ □	②　抗悪性腫瘍薬（特に白金錯体製剤）による悪心・嘔吐発症機構と同じ機序で発症する．消化管から遊離したセロトニンが5-HT_3受容体を介して迷走神経を活性化することが原因とされる．グラニセトロン，メトクロプラミドが用いられる．H_2受容体遮断薬は胃酸分泌を抑制するが，放射線による悪心嘔吐の発症を抑制する作用はなく，適応はない．

×

重要なくすり　放射線照射による悪心嘔吐治療薬：グラニセトロン（カイトリル），メトクロプラミド（プリンペラン）

問　題	解説と解答
●3　放射線による皮膚障害には副腎皮質ステロイド薬を用いる. □ □	③　放射線被曝が原因で生ずる皮膚障害は被曝線量により脱毛，紅斑，色素沈着，落屑や潰瘍形成などがあげられる．障害が発生する時期によって 急性期反応，晩発期反応に大別される．急性期反応は紅斑や落屑が挙げられるが，この場合は冷罨法や保湿剤（クリーム，ローション）を用いる．また症状によっては副腎皮質ステロイド薬を使用する．晩発期反応の場合，潰瘍化または線維化が生じる．この場合，皮膚移植か抗生物質を使用する．X線透視検査（カテーテルを用いた治療）でも皮膚障害が生じやすい．

○

8

第8章　漢方薬

問　題　／　解説と解答

●1　漢方薬の大部分は複数種類の生薬を組み合せて構成されている．

① 漢方薬は原則複数種類の生薬を，決められた分量で組み合わせて作られたものである．芍薬甘草湯は2成分から構成されているが，防風通聖散は18成分から構成される．例外的に咽頭痛や咳嗽の治療に用いる甘草湯は「甘草」のみ，皮膚疾患に用いる苦参湯は「苦参」のみで構成されている．

○

●2　漢方薬は病態や体質に合わせて選択する必要がある．

② 同じ症状，疾患であっても，患者の体質や状態によって「証」が異なり，使用する漢方薬を変える必要があると考えられている．患者の症状を陰陽・虚実・表裏・寒熱の概念に分類して診断し，それに応じた処方を選択する．

○

参照事項　漢方薬における「証」 ☞ 214頁参照

●3　漢方薬の作用を発揮するには長期間飲み続ける必要がある．

③ 漢方薬で症状を改善するために3か月ほど飲み続ける必要があるとも言われるが，有痛性筋痙攣（こむら返り）の治療に用いられる芍薬甘草湯は服用後10分以内に効果を発揮する即効性の漢方薬である．

×

問　題　　解説と解答

参照事項

■漢方薬における「証」

漢方医学において，「証」は非常に重要なキーワードです．患者自身の体質や体力，症状の現れ方などを示すもので，患者が訴える症状や，体格などの要素から判別します．この「証」に適合した漢方薬を用いるべきであるとされるため，服用している漢方薬を同じ症状であるからと他の患者が飲んでも効果がない場合があります．例えば，胃腸薬として用いる六君子湯は体力がなくて疲れやすい人（虚証という）に使うものであり，胃腸が強い実証の人には使えないとされています．証には「実・虚」の他に，「表・裏」，「熱・寒」があります．また，身体を構成する「気・血・水」も重要な要素として考える必要があります．このように患者自身の状態に応じて使い分けが必要となるため，1つの症状であっても漢方処方が複数種類あります．現在294処方ありますが，保険適用のあるものが148処方となっています．

●4　副作用（有害反応）がないのが漢方薬の大きな特徴である．
□
□

④　漢方製剤の70％に含有される甘草を長期間服用し続けると偽アルドステロン症が生じ，低カリウム血症を伴う高血圧，代謝性アルカローシス，低カリウム血性ミオパチーがあらあれることがある．また，小柴胡湯では間質性肺炎が生じることもある．これ以外にも，不眠や皮膚症状，消化器障害があらわれることがある．

×

問　題　｜　解説と解答

●5　漢方薬はいずれも<u>食後</u>に服用する.
□
□

⑤　漢方薬は原則<u>食前</u>または<u>食間</u>に服用する．有効成分の適切な吸収や食事成分との相互作用を避けるなどがその理由とされている．しかし，食前や食間は飲み忘れをしやすいので，そのときは気付いた時点で服用して大きな問題はない．

×

重要なくすり　漢方薬

風邪様症状治療：葛根湯　**消化器症状治療**：六君子湯，大建中湯　**倦怠感治療**：十全大補湯，補中益気湯　**排尿障害**：牛車腎気丸　**神経症状（不安・不眠）**：抑肝散　**浮腫**：五苓散　**筋障害（有痛性筋痙攣）**：芍薬甘草湯

第9章　薬物療法

問　題	解説と解答
1 服薬アドヒアランスを向上させるためには，インフォームドコンセントが重要である．	①　治療薬の作用と安全性および服用の必要性についての説明がないと患者の服薬協力が得られず，服薬アドヒアランス向上にはつながらない．したがって，十分な説明の上，納得していただくインフォームドコンセントが非常に重要である．

1．服薬状況の把握・服薬アドヒアランス

●1 □□ 服薬アドヒアランスを向上させるためには，インフォームドコンセントが重要である．

①　治療薬の作用と安全性および服用の必要性についての説明がないと患者の服薬協力が得られず，服薬アドヒアランス向上にはつながらない．したがって，十分な説明の上，納得していただくインフォームドコンセントが非常に重要である．

参照事項　コンプライアンスとアドヒアランス ☞ 217頁参照　○

参照事項

■コンプライアンスとアドヒアランス

薬物治療が効果的に行われるためには，処方された薬物を指定通りに服薬していただかなければなりません．従来，患者が処方通りに服薬していることを「コンプライアンスが良い」とコンプライアンスを服薬遵守度の指標，つまり医師の指示に患者さんがどれくらい従ってくれるかを表す言葉として使っていました．コンプライアンスには「従順，命令に従う」という意味があり，患者さんが受動的に医師の指示に従うというニュアンスが含まれています．しかし，治療は患者さんと医療者の共同作業で初めて成立するのであって，WHOが2013年に「コンプライアンスではなくアドヒアランスという考え方を推進する」という方向性を示しました．アドヒアランスは「遵守，固執，追従」を意味する英語ですが，「患者が積極的に治療方針の決定に参加し，その決定に従って能動的に治療を受ける」という意味で使われています．

問題	解説と解答
●2 □□ 薬物の効果が十分現れない場合は，薬用量を増加する．	② 薬物の効果がない場合，患者がきちんと薬を服用していないことが一番に考えられる．まずは患者の服薬状況を把握し，その上で本当に薬用量の増加が必要なのかどうか検討する必要がある．
	×
●3 □□ 服薬状況を把握していなければ，有害作用の発現につながるおそれがある．	③ 安易に薬用量の増加や，薬の変更などを行うと，思わぬ有害作用の発現につながることがある．医療職者は絶えず患者の服薬状況を把握していなければならない．
	○
●4 □□ 薬を飲み忘れた場合，次回の服用時にまとめて服用すればよい．	④ 薬を飲み忘れ，2回分以上の薬物をまとめて服用した場合，血中濃度が高くなり，有害作用を発現することになる．忘れたことに気づいた時点で服薬し，次回の服薬時間を若干遅らせるようにする．
	×

参照事項　薬を飲む時間 ☞ 219頁参照

問　題　　　　解説と解答

参照事項

■薬を飲む時間

薬物は，食前，食後，食間というように，食事と関連して服用するように指示する場合と，食事とは関係なく，一定時間ごとに服用するように指示する場合とがあります．「6時間毎」というような一定間隔での服用は，血中濃度をほぼ一定に保つことが目的で，抗生物質や気管支拡張薬などがあてはまります．また，睡眠薬を寝る前に服用するのは当然ですし，便秘薬も翌朝の排便を促すために寝る前に飲みます．

食事と関連して服薬時間が指示される場合，食前とは食事の30分くらい前，これには食欲増進薬，制吐薬，食後の急激な血糖上昇を抑える薬などがあてはまります．食後とは食後約15～30分，また，食間は食事と次の食事の間，つまり食後約2時間から2時間半の空腹時を指します．

多くの薬物は食後に飲むように指示されます．これは，徐々に吸収させたいときや胃粘膜への刺激を避けたいときなどの理由のほかに，食事と関連づけておくと飲み忘れが少ないとの現実的な理由にもよります．

2. プラセボ効果

●1　□□　プラセボ効果によって薬理的には本来現れるはずのない有害作用を示すことがある．

① 心理的な効果により，本来薬理作用を持たない物質が治療効果を現すことをプラセボ効果とよぶ．暗示を誘発する力の強いものほどこの効果が強く現れる．また，薬理効果が十分に現れないことや，本来ないはずの有害作用を示すなど，逆の意味でのプラセボ効果も存在し，これをプラセボの奇異効果という．

○

問　題	解説と解答

3. 療養者に対する服薬方法の工夫と指導

●1　服薬率を向上させるため，患者に使用する薬剤について看護師が説明することは医師法違反である．
□
□

① 薬物の説明をすることは保健師助産師看護師法に規定された看護師の業務のひとつであり，医師法違反には該当しない．治療薬の服用の必要性，薬効，生じる可能性のある有害作用などを十分説明し，患者に適切に服用してもらうよう努めるのも看護師の役割である．

×

参照事項　服薬指導のポイント ☞ 220頁参照

●2　1日の投薬回数を減らした方が服薬アドヒアランスは向上する．
□
□

② 服薬を確実に行うためには，使用する薬剤の種類や投与回数を減らすように努める．投薬回数をなるべく減らすため，徐放化などの製剤上の工夫がなされている．

○

参照事項

■服薬指導のポイント

(1) 決められた時間に決められた量を飲むことを原則とし，飲み忘れたときの対処法も説明する．
(2) 勝手に中止しない．副作用の発現などで中止すべき場合を説明する．
(3) 他人と薬のやりとりをさせない．
(4) 副作用のない薬はない．出現する可能性の大きな副作用と心配のない副作用は必ず説明する．
(5) 薬の相互作用に注意する．他医で投与されていないかどうか，薬局で購入して服用している薬があるかどうか，健康食品やサプリメントを常用しているかどうかなどもチェックする．

問　題　　解説と解答

●3　副作用の情報は患者に不安を与えるので伝えないようにした方がよい.
□
□

③ 副作用のない薬はない．副作用や薬物を飲むことで起こりうる変化についてはあらかじめ伝え，注意を喚起しておくことが副作用の早期発見のために重要である．

×

●4　服薬指導は医師および薬剤師との連携のもとに行う.
□
□

④ 処方には医師の治療上の処方意図があり，また，薬剤師は医薬品についての深い知識を持ち調剤上の工夫をしている．患者の状況を把握している看護師は，医師や薬剤師と連携し，患者の側に立って薬物療法が成功するように努力したいものである．

○

4. 医療者の連携

●1　薬物の有害作用により患者の容態が変化した場合は，緊急事態なので看護師が対応する.
□
□

① 薬物の有害作用により患者の容態が変化した場合，緊急事態であったとしても，すぐに主治医，近くにいる医師に伝え，対応しなければならない．

×

●2　薬物投与によって有害作用の発症を看護師が認めた場合，関係すると思われる事項を薬剤師にも通知する.
□
□

② 看護師は常に患者を観察しているため，有害作用と思われる事項を発見しやすい立場にいる．薬物による有害作用が現れたと感じた場合には，必ず主治医ならびに薬剤師にも通知し，それぞれの専門的な立場から，連携して適切な薬物療法を行うべく努力しなければならない．

○

問　題　　解説と解答

5. 高齢者・小児・妊婦の薬物療法

5.1　加齢と薬物作用

●1　加齢に伴って，経口投与された薬物の吸収は遅れる.
□
□

① 加齢に伴い消化管運動は弱くなり胃排出時間が遅れるため，薬物の消化管吸収は遅延する.

○

●2　加齢に伴い血漿アルブミン値が減少するので，薬物の効果が弱くなることがある.
□
□

② 加齢に伴い，血漿アルブミン値は減少するので，蛋白結合の強い薬物については，結合しない遊離型の薬物の血中濃度が増加する．このため，同じ投与量であっても，予想以上の薬物作用が現れることがある.

×

●3　加齢により腎血流量が減少するため，アミノグリコシド系抗生物質の血中半減期は長くなる.
□
□

③ 加齢に伴い，腎血流量は減少する．これに伴い，糸球体濾過も減少するので，ほとんどが尿中へ排泄されるアミノグリコシド系抗生物質の半減期は延長することになる.

○

●4　薬物代謝に関係するチトクロームP450の酵素活性は加齢による影響を受けない.
□
□

④ チトクロームP450をはじめとする薬物代謝酵素の活性は，加齢とともに低下するため，薬物代謝も若年者と高齢者では高齢者の方が遅くなる傾向にある.

×

問　題　　　解説と解答

5.1　加齢と薬物作用

●5　高齢者では，トリアゾラムなどの催眠剤の「持ち越し効果」が現れやすい．
□
□

⑤　高齢者では薬物の代謝および排泄能力が低下している．このため，トリアゾラムなどのベンゾジアゼピン系の催眠剤などではその効果が遷延し，「持ち越し効果」が現れやすい．

○

5.2　小児への投与

●1　新生児ではクロラムフェニコールによって骨の発育の抑制が起こることがある．
□
□

①　新生児では肝臓の薬物代謝酵素系が未発達で，代謝能力が低いために，クロラムフェニコールが分解されず体内に蓄積し，中毒症状が現れる．最も重篤な状態は，致死率のきわめて高いグレイ（灰白）症候群（腹部膨満，下痢，チアノーゼ，循環不全）である．

×

●2　新生児核黄疸の原因は腎機能の未熟によるものである．
□
□

②　新生児では，ヘモグロビンFが急速にビリルビンに分解されるが，ビリルビンをグルクロン酸抱合する酵素活性が低いため，新生児黄疸が現れる．このとき，サルファ剤などビリルビンと血漿蛋白の結合部位で競合する薬物を投与すると血中遊離型ビリルビン量が上昇し，核黄疸を引き起こすことがある．このため，妊婦・新生児・未熟児への使用は禁忌である．

×

問　題	解説と解答

5.2　小児への投与

●3　喘息治療薬のテオフィリンの代謝は成人よりも小児の方が早い.
□
□

③ テオフィリンの代謝は2～3歳で最高に達し，このときでは成人の約2倍も早い．このように，小児の方が体重あたりの投与量を増加させなければならない薬物もある．

○

●4　小児への副腎皮質ステロイドの長期投与は発育に影響を与えることがある.
□
□

④ 小児期に副腎皮質ステロイドを連用した場合，発育不全や性成熟の遅延が起こることがある．

○

●5　小児の薬用量を決定するのにアウグスバーガーの式が広く用いられている.
□
□

⑤ 薬物投与量の決定は体表面積に基づく方法が優れているとされている．アウグスバーガー（Augsberger）の式は体表面積にもよく一致するため，広く用いられている換算式である．

○

参照事項　小児薬用量 ☞ 225頁参照

問　題　　　解説と解答

参照事項

■小児薬用量

小児に薬物を服用させる場合，成人量よりも減量する必要があります．その場合の簡易計算法を以下に挙げます．

Young 式

小児量＝(年齢)/(12＋年齢)×(大人量)

Crawford 式

小児量＝(大人量)×(体表面積：[m^2])/1.73

※体表面積 [cm^2] ＝体重 [kg]$^{0.425}$×身長 [cm]$^{0.725}$×71.84

Augsberger 式

小児量(2歳以上)＝(年齢×4＋20)/100×(大人量)

Von Harnack 表

年齢	未熟児	新生児	3ヶ月	6ヶ月	1歳	3歳	7.5歳	12歳	成人
薬の量	1/10	1/8	1/6	1/5	1/4	1/3	1/2	2/3	1

5.3　妊婦への投与

●1　□□ 母体と胎児の間には血液-胎盤関門が存在し，すべての薬物の通過が制限される．

① 水溶性の薬物は極性の強さによって血液-胎盤関門の通過が制限されているが，脂溶性の薬物は胎盤を通過できる．また一般に分子量600～1,000以下の小分子の薬物は容易に通過できる．妊娠後期になれば，胎盤に薬物代謝酵素が現れるので，この酵素の基質となる薬物の胎児移行性が減少する．

×

問　題	解説と解答

5.3　妊婦への投与

●2　□□　妊娠3〜8週目は催奇形の危険が大きいため，この時期の薬物の使用は避けるべきである.

② 妊娠8週目までは，胎児の諸器官が形成される器官形成期にあたる．この時期に催奇形性のある薬物を使用すると器官形成が障害される危険性が強い．1950年代のサリドマイドの服用により生じた四肢の形成異常はこの期間に投与されたことによる代表的な薬害である．

○

●3　□□　アミノグリコシド系抗生物質は胎児に難聴を引き起こす危険がある.

③ アミノグリコシド系抗生物質に特徴的な有害作用が第VIII脳神経（内耳神経）障害による聴力低下である．妊娠中に投与されたアミノグリコシド系抗生物質が胎盤を通過して胎児に蓄積し，胎児の聴覚にも障害を及ぼし，先天性の難聴をきたすことがある．

○

●4　□□　妊婦に黄体ホルモン剤を投与すると，男性胎児の女性化の原因となる.

④ 妊婦に黄体ホルモン剤を投与すると，女性胎児外性器の男性化につながる．

×

索　引

【著者・監修者略歴】

山本《やまもと》 浩一《こういち》

1998年　大阪大学医学部保健学科卒（診療放射線技師）
2003年　大阪大学大学院医学系研究科保健学専攻博士後期課程修了（博士／保健学）
2003年　大阪大学大学院医学系研究科保健学専攻助手
2007年　大阪大学大学院医学系研究科保健学専攻助教
2021年　森ノ宮医療大学保健医療学部診療放射線学科教授
2022年　森ノ宮医療大学医療技術学部診療放射線学科教授
専門：放射線薬理学，行動薬理学，放射線生物学

大和谷《やまとだに》 厚《あつし》

1974年　大阪大学医学部医学科卒（医師）
1978年　大阪大学大学院医学研究科修了（医学博士）
1978年　大阪大学医学部第二薬理学講座助手
1983年　大阪大学医学部分子生理化学講座助教授
1994年　大阪大学医学部保健学科教授
2003年　大阪大学大学院医学系研究科保健学専攻教授
2013年　大阪大学名誉教授
専門：薬理学，神経化学，病態生理学

○×問題でマスター　薬理学　第3版　ISBN978-4-263-24097-7

2004年5月20日　第1版第1刷発行
2015年10月15日　第1版第6刷発行
2017年3月10日　第2版第1刷発行
2019年1月10日　第2版第2刷発行
2024年1月20日　第3版第1刷発行

執　筆　山　本　浩　一
監　修　大和谷　厚
発行者　白　石　泰　夫
発行所　**医歯薬出版株式会社**
〒113-8612　東京都文京区本駒込1-7-10
TEL.(03) 5395-7641（編集）・7616（販売）
FAX.(03) 5395-7624（編集）・8563（販売）
https://www.ishiyaku.co.jp/
郵便振替番号 00190-5-13816

乱丁，落丁の際はお取り替えいたします．
印刷・真興社／製本・榎本製本